Julia Paruch

Blickpfadanalysen in Diagnostik und Behandlung schizophrener Psychosen

Julia Paruch

Blickpfadanalysen in Diagnostik und Behandlung schizophrener Psychosen

Eine Eye Tracking Untersuchung

Südwestdeutscher Verlag für Hochschulschriften

Impressum / Imprint
Bibliografische Information der Deutschen Nationalbibliothek: Die Deutsche Nationalbibliothek verzeichnet diese Publikation in der Deutschen Nationalbibliografie; detaillierte bibliografische Daten sind im Internet über http://dnb.d-nb.de abrufbar.
Alle in diesem Buch genannten Marken und Produktnamen unterliegen warenzeichen-, marken- oder patentrechtlichem Schutz bzw. sind Warenzeichen oder eingetragene Warenzeichen der jeweiligen Inhaber. Die Wiedergabe von Marken, Produktnamen, Gebrauchsnamen, Handelsnamen, Warenbezeichnungen u.s.w. in diesem Werk berechtigt auch ohne besondere Kennzeichnung nicht zu der Annahme, dass solche Namen im Sinne der Warenzeichen- und Markenschutzgesetzgebung als frei zu betrachten wären und daher von jedermann benutzt werden dürften.

Bibliographic information published by the Deutsche Nationalbibliothek: The Deutsche Nationalbibliothek lists this publication in the Deutsche Nationalbibliografie; detailed bibliographic data are available in the Internet at http://dnb.d-nb.de.
Any brand names and product names mentioned in this book are subject to trademark, brand or patent protection and are trademarks or registered trademarks of their respective holders. The use of brand names, product names, common names, trade names, product descriptions etc. even without a particular marking in this works is in no way to be construed to mean that such names may be regarded as unrestricted in respect of trademark and brand protection legislation and could thus be used by anyone.

Coverbild / Cover image: www.ingimage.com

Verlag / Publisher:
Südwestdeutscher Verlag für Hochschulschriften
ist ein Imprint der / is a trademark of
AV Akademikerverlag GmbH & Co. KG
Heinrich-Böcking-Str. 6-8, 66121 Saarbrücken, Deutschland / Germany
Email: info@svh-verlag.de

Herstellung: siehe letzte Seite /
Printed at: see last page
ISBN: 978-3-8381-3414-7

Zugl. / Approved by: Universität zu Köln, Diss., 2012

Copyright © 2012 AV Akademikerverlag GmbH & Co. KG
Alle Rechte vorbehalten. / All rights reserved. Saarbrücken 2012

DANKSAGUNG

Ich danke herzlich allen Probandinnen und Probanden, die sich bereit erklärt haben, an der Blickpfaduntersuchung teilzunehmen. Ohne ihr Zutun wäre jedwede Forschung undenkbar, und ich möchte jeder und jedem Einzelnen meine Hochachtung für ihr Engagement aussprechen, welches die Patientinnen und Patienten[1] selbst während einer persönlich schwierigen Lebensphase aufbrachten. Zudem gilt mein Dank meiner Kollegin Frau Dipl.-Psychologin Alexandra Nikolaides, meinem Kollegen Herrn Dipl.-Mathematiker Ralf Müller sowie unserem Klinikdirektor Herrn Universitätsprofessor Dr. med. Joachim Klosterkötter für ihre wohlwollende und tatkräftige Unterstützung meiner Arbeit im Labor für Kognitive Neurophysiologie.

Mein besonderer Dank gilt Herrn Privatdozent Dr. med. Stephan Ruhrmann, dem Betreuer meiner Arbeit, meinem wissenschaftlichen und klinischen Mentor und Leiter des Früherkennungs- und Therapiezentrums für Psychische Krisen sowie des Labors für Kognitive Neurophysiologie – für seine stetige wertvolle Unterstützung, Förderung und Herausforderung, sein über die Jahre in mich gesetztes Vertrauen und die auch jenseits des Promotionsprozesses stets angenehme und lehrreiche Zusammenarbeit.

Meinen Lieben danke ich für ihre nie versiegende emotionale Unterstützung in allen Lebenslagen. Ihr seid ein Geschenk.

---

[1] Zur Verbesserung der Lesbarkeit wird im Folgenden ausschließlich die männliche Formverwendet.

WIDMUNG

Die vorliegende Arbeit ist meinem Vater gewidmet, Herrn Karl-Heinz Paruch, Oberstudienrat a.D.

Inhaltsverzeichnis

0. ABKÜRZUNGSVERZEICHNIS

1. EINLEITUNG ... 1

1. 1 Schizophrene Störungen ... 1

    1.1.1 Psychopathologie und Diagnostische Kriterien ... 1

    1.1.2 Prävalenz und Inzidenz ... 6

    1.1.3 Ätiopathogenese ... 7

        1.1.3.1 Das Vulnerabilitäts-Stress-(Bewältigungs-)Modell ... 7

        1.1.3.2 Kognitive Theorien ... 10

        1.1.3.3 Die Salienz-Hypothese ... 12

    1.1.4 Prodromalphase und klinische Risikokriterien ... 13

        1.1.4.1 Die ‚Ultra-high risk'-Kriterien ... 15

        1.1.4.2 Das Basissymptom-Kriterium ... 16

1.2 Blickpfadanalysen ... 20

    1.2.1 Begriffsbestimmung und Rational von Blickpfadanalysen ... 20

    1.2.2 Parameter und Methodologie der Blickpfadanalyse ... 21

    1.2.3 Blickpfadanalysen bei psychotischen Störungen ... 23

        1.2.3.1 Blickverhalten und Wahnerleben ... 24

        1.2.3.2 Blickverhalten, soziale Kognition und funktionelle Defizite ... 27

        1.2.3.3 Blickverhalten und Neurokognition ... 30

        1.2.3.4 Blickverhalten als potentieller Endophänotyp psychotischer Störungen ... 30

1.2.3.5 Spezifität von Blickpfaddevianzen für psychotische Störungen	35
1.2.4 Ansätze zur therapeutischen Modifikation des Blickverhaltens	37
1.3 Zielsetzung der eigenen empirischen Arbeit	38
2. METHODEN UND MATERIALIEN	41
2.1 Stichprobe	41
2.1.2 Einschlusskriterien	42
2.1.3 Ausschlusskriterien	43
2.2 Erhebungsinstrumente	44
2.2.1 Erfassung der UHR-Kriterien	44
2.2.2 Erfassung des Basissymptom-Kriteriums	45
2.2.3 Erfassung und Diagnose psychiatrischer Störungen	45
2.2.4 Erfassung des sozialen und Rollenfunktionsniveaus	46
2.2.5 Erfassung möglicher Kovariaten	47
2.2.6 Ausschluss von Persönlichkeitsstörungen in der gesunden Vergleichsstichprobe	49
2.3 Apparatur und Stimulusmaterial	49
2.4 Experimentelles Paradigma	50
2.5 Datenanalysen	51
2.6 Statistische Auswertungen	52
3. ERGEBNISSE	53
3.1 Blickpfadparameter	53
3.2 Affekt-Identifikationsaufgabe	55

3.3 Soziales und Rollenfunktionsniveau	57
3.4 Analyse potentiell konfundierender Variablen	58
4. DISKUSSION	62
5. ZUSAMMENFASSUNG	71
6. LITERATURVERZEICHNIS	73

0. Abkürzungsverzeichnis

APA	American Psychiatric Organization
WHO	Weltgesundheitsorganisation (*World Health Organization*)
DSM-IV-TR	Diagnostisches und Statistisches Manual für Psychische Störungen, Textrevision
ICD-10	Internationale Klassifikation der Krankheiten (*International Classification of Diseases*)
ABC-Studie	Age, Beginning, Course-Studie
CER-Studie	Cologne Early Recognition Studie
UHR	Ultra-high risk
APS	Attenuierte Positivsymptome
BLIPS	Transiente Psychotische Symptome (*Brief Limited Intermittent Psychotic Symptoms*)
PACE	Personal Assessment and Crisis Evaluation
GAF	Global Assessment of Functioning
COPER	Kognitiv-perzeptive Basissymptome (*Cognitive Perceptive Basic Symptoms*)
COGDIS	Kognitive Basissymptome (*Cognitive Disturbances*)
SPI-A	Schizophrenia Proneness Instrument – Adult version
EPOS	European Prediction of Psychosis Study
FETZ	Früherkennungs- und Therapiezentrum
AOI	Area of Interest
BPRS	Brief Psychiatric Rating Scale
SAPS	Scale for the Assessment of Positive Symptoms

PANSS	Positive and Negative Syndrome Scale
SANS	Scale for the Assessment of Negative Symptoms
METT	Micro-Expression Training Tool
RISK	Patienten mit klinisch erhöhtem Psychoserisiko
SZ	Patienten mit Schizophrenien
GK	Gesunde Kontrollpersonen
SIPS	Structured Interview for Prodromal Syndromes
M.I.N.I.	Mini International Neuropsychiatric Interview
CIDI	Composite International Diagnostic Interview
GF: Social	Global Functioning Social (Scale)
GF: Role	Global Functioning Role (Scale)
SOFAS	Social and Occupational Functioning Assessment Scale
NAPLS	North American Longitudinal Study
BDI-II	Beck Depressions Inventar, zweite Fassung
VAS	Visuelle Analogskala
TMT A/B	Trail Making Test, Version A / Version B
DAPP-BQ	Dimensional Assessment of Personality Pathology – Basic Questionnaire
SMI	Sensomotoric Instruments
Hz	Hertz
ms	Millisekunden
n / N	Anzahl (*number*)
Md / MD	Median

Min	Minimum
Max	Maximum
vs.	versus

One has not only an ability to perceive the world but an ability to alter one's perception of it; more simply, one can change things by the manner in which one looks at them.

Tom Robbins

Even Cowgirls Get the Blues

1. EINLEITUNG

1.1 Schizophrene Störungen

1.1.1 Psychopathologie und diagnostische Kriterien

Die gegenwärtige Konzeptualisierung der Schizophrenien leitet sich grundlegend aus den Arbeiten von Emil Kraepelin (Kraepelin, 1919), Eugen Bleuler (Bleuler, 1911) und Kurt Schneider (Schneider, 1946) ab, wobei bereits deren Ansätze deutliche Divergenzen aufwiesen, die sich in den vergangenen Jahrzehnten in definitorischen Abweichungen innerhalb der Forschungsgemeinde widerspiegelten (Tandon, Nasrallah, & Keshavan, 2009). So nahm Kraepelin an, dass der frühe Beginn und die Tendenz zu einem chronischem Verlauf mit den daraus folgenden verheerenden Funktionseinbußen, eine einzige eindeutige Krankheitsentität konstituiere, die er *Dementia praecox* (Kraepelin, 1903, 1919) nannte. Bereits Bleuler stellte den zwangsläufigen Ausgang schizophrener Erkrankungen in eine Demenz entschieden in Frage. Er ging zwar von einem basalen Satz fundamentaler Symptome aus, die spezifisch für schizophrene Erkrankungen sein und im Kern die Desintegration psychischer Funktionen im Sinne kognitiver und affektiver Störungen umfassen sollten, erachtete Verlauf und Ausgang jedoch als variabel und nicht zwangsläufig maligne. Folgerichtig sprach Bleuler somit statt von einer Krankheitsentität von der *Gruppe der Schizophrenien* (Bleuler, 1911). Diese Bleulerschen Grundsymptome, die Assoziative Lockerung, die affektive Verflachung oder Inkongruenz, die Ambivalenz bei alltäglichen Entscheidungsprozessen und der Autismus im Sinne eines Sichzurückziehens in die eigene Erlebnis- und Gedankenwelt bei Unfähigkeit zur Kontaktaufnahme mit der sozialen Umgebung, sollten laut Bleuler in jedem Krankheitsfalle präsent sein (Bleuler, 1911). Auch

Schneider postulierte eine Gruppe von Symptomen, die sogenannten *Erstrangsymptome*, die er als pathognostisch für die Schizophrenie erachtete. Diese umfassen Gedankenlautwerden, Stimmenhören in Form von Anmerkungen über den Betroffenen in der dritten Person (kommentierend) oder in Form von Rede und Gegenrede (dialogisierend), das Erleben von Beeinflussung und des von außen Gemachten eigener Leibempfindungen und Handlungen, Ich-Störungen im Sinne von Gedankenentzug, -eingebung oder –ausbreitung sowie Wahnwahrnehmungen. Schon früh wurde kritisch angemerkt, dass zum einen von einer Spezifität dieser Symptome ersten Ranges für sich genommen nicht grundsätzlich ausgegangen werden kann, und zum anderen weder Negativsymptome wie affektive Verflachung, Anhedonie oder Alogie, noch funktionelle Beeinträchtigung oder Behinderung berücksichtigt werden (Häfner, 2005).

Gegenwärtige Konzeptualisierungen, eingeschlossen das amerikanische (APA, 2000) sowie das internationale (WHO, 2006) Diagnosesystem psychischer Störungen, sind von den drei skizzierten Ansätzen geprägt, umfassen *funktionelle Beeinträchtigung* und drohende Chronizität sensu Kraepelin, die Grundsymptome nach Bleuler, die der heutigen Konzeptualisierung von *Negativsymptomen* bzw. *kognitive Basisstörungen* nahestehen, und die Schneiderschen Erstangsymptome, die als *Positivsymptome* Eingang in den fachlichen Sprachgebrauch gefunden haben.

Die Diagnose einer Schizophrenie wird gestellt, wenn sowohl charakteristische Symptome als auch funktionelle Einbußen vorliegen, die nicht besser durch eine affektive, neurologische oder substanzassoziierte Störung erklärt werden können, wobei das klinische Bild charakterisiert sein kann durch ein individuell und im Verlauf variierendes Nebeneinander positiver, negativer, desorganisierter, kognitiver, psychomotorischer und affektiver Symptome (Tandon, Keshavan, & Nasrallah, 2008b).

Tabelle 1 gibt einen Überblick über die derzeit verwendeten diagnostischen Kriterien der American Psychiatric Association APA (APA, 2000) sowie der Weltgesundheitsorganisation WHO (WHO, 2006).

Tabelle 1. Diagnostische Kriterien der Schizophrenie nach dem Diagnostischen und Statistischen Manual psychischer Störungen und der Internationalen Klassifikation psychischer Störungen.

Diagnostische Kriterien der Schizophrenie nach dem Diagnostischen und Statistischen Manual für Psychische Störungen DSM-IV-TR
A. *Charakteristische Symptome*   Mindestens zwei der folgenden charakteristischen Symptome, jedes bestehend für einen erheblichen Teil einer Zeitspanne von einem Monat (oder weniger, falls erfolgreich behandelt):   1. Wahn   2. Halluzinationen   3. Desorganisierte Sprechweise (z.B. häufiges Entgleisen, Zerfahrenheit)   4. Grob desorganisiertes oder katatones Verhalten   5. Negativsymptome (z.B. flacher Affekt, Alogie, Apathie)   Beachte: Wenn der Wahn bizarr ist oder die Halluzinationen die Form fortlaufend kommentierender oder dialogisierender Stimmen annehmen, reicht eines der A-Kriterium-Symptome zur Diagnosestellung aus.
B. *Soziale / berufliche Leistungseinbußen*   Seit Beginn der Störung müssen im Bereich Arbeit, zwischenmenschliche Beziehungen oder Selbstfürsorge über einen bedeutsamen Zeitraum hinweg deutliche Einbußen gegenüber dem prämorbiden Niveau vorliegen (falls der Erkrankungsbeginn in Kindheit oder Jugend liegt: Nichterreichen des zu erwartenden Niveaus interpersoneller, akademischer und beschäftigungsbezogener Leistungen).
C. *Dauer*   Über einen Zeitraum von mindestens sechs Monaten müssen kontinuierlich Anzeichen von Störung bestehen, wobei diese 6-Monats-Periode mindestens einen Monat (oder weniger, falls erfolgreich behandelt) beinhaltet, in dem Symptome aus Kriterium A vorlagen, und eine Periode prodromaler oder residualer Symptome umfassen kann. Während dieser prodromalen oder residualen Phase kann sich die Störung ausschließlich durch negative Symptome oder attenuierte Kriterium-A-Symptome manifestieren.
D. *Ausschluss eine schizoaffektiven oder affektiven Störung*   Eine schizoaffektive oder affektive Störung mit psychotischen Merkmalen wurde ausgeschlossen, weil entweder 1) keine depressive, manische oder gemischte Episode zur gleichen Zeit wie die Symptome der aktiven Phase vorlagen oder 2) wenn affektive Episoden gleichzeitig mit den Symptomen der aktiven oder residualen Phase vorlagen, ihre Gesamtdauer relativ zur Dauer der

psychotischen und residualen Episode jedoch kurz gewesen ist.

E. *Ausschluss von Substanzeinfluss und medizinischen Krankheitsfaktoren*
Die Störung wird nicht durch die direkten physiologischen Effekte einer Substanz (z.B. Drogen, Medikamente) oder einen allgemeinen medizinischen Krankheitsfaktor hervorgerufen.

F. *Beziehung zu einer tiefgreifenden Entwicklungsstörung*
Bei einer Vorgeschichte mit einer autistischen oder einer anderen tiefgreifenden Entwicklungsstörung, wird die zusätzliche Diagnose einer Schizophrenie nur dann gestellt, wenn markantes Wahnerleben oder Halluzinationen über mindestens einen Monat (oder weniger, falls erfolgreich behandelt) ebenfalls vorhanden sind.

Diagnostische Kriterien der Schizophrenie nach der Internationalen Klassifikation psychischer Störungen ICD-10

Mindestens ein eindeutiges Symptom der Gruppe 1.-4. oder mindestens zwei Symptome der Gruppe 5.-8. bestehen für einen Zeitraum von mindestens einem Monat, oder die Symptomgruppe 9. besteht über mindestens ein Jahr:

1. Gedankenlautwerden, -eingebung, -entzug, -ausbreitung
2. Kontrollwahn, Beeinflussungswahn, Gefühl des Gemachten, Wahnwahrnehmungen
3. Kommentierende oder dialogische Stimmen
4. Bizarrer Wahn
5. Anhaltende Halluzinationen jeder Sinnesmodalität, begleitet von flüchtigen oder undeutlich ausgebildeten Wahngedanken ohne deutliche affektive Beteiligung oder anhaltenden flüchtigen Ideen
6. Formale Denkstörungen in Form von Gedankenabreißen oder Einschiebungen in den Gedankenfluss, was zu Zerfahrenheit, Danebenreden oder Neologismen führt
7. Katatone Symptome wie Erregung, Haltungsstereotypien, Flexibilitas cerea, Negativismus, Mutismus, Stupor
8. Negative Symptome wie auffällige Apathie, Sprachverarmung, verflachter oder inadäquater Affekt
9. Sehr eindeutige und durchgängige Veränderungen bestimmter umfassender Aspekte des Verhaltens, die sich in Ziellosigkeit, Trägheit, Selbstversunkenheit und sozialem Rückzug manifestiert.

Die Diagnose einer Schizophrenie soll bei ausgeprägten depressiven oder manischen Symptomen nicht gestellt werden, es sei denn, schizophrene Symptome wären der affektiven Störung vorausgegangen

Ausschluss von Substanzeinfluss und medizinischen Krankheitsfaktoren

Der Schwerpunkt der diagnostischen Kriterien liegt wie die Übersicht zeigt klar auf der Positivsymptomatik. Die gegenwärtige Aufmerksamkeit der Forschung auf den Prodromalverlauf psychotischer Störungen und ihre klinischen Risikoanzeichen (siehe 1.1.4) belebt jedoch auch die Fokussierung subtiler Störungen, der Basissymptome sensu Huber (Ebel, Gross, Klosterkotter, & Huber, 1989; Huber & Gross, 1989), für die ein enger Zusammenhang mit funktionellen Beeinträchtigungen postuliert wird (Gross, 1989; Huber & Gross, 1989; Klosterkötter, Schultze-Lutter, & Ruhrmann, 2008). Insbesondere die Tatsache, dass funktionelle Defizite nicht mit Positivsymptomatik assoziiert sind und kaum auf antipsychotische Medikation ansprechen (Evans, et al., 2004; M. F. Green, 1996; M. F. Green, Kern, Braff, & Mintz, 2000; M. F. Green, Kern, & Heaton, 2004; Hamilton, Edgell, Revicki, & Breier, 2000; Rosenheck, et al., 2006), lässt es höchst lohnenswert erscheinen, auch Konzeptualisierungen jenseits der Positivsymptomatik einzubeziehen, zumal die Erkrankung bereits Jahre vor dem Auftreten psychotischen Erlebens mit massiven Funktionseinbußen einhergeht (Addington, Penn, Woods, Addington, & Perkins, 2008; Cornblatt, et al., 2007; Done, Crow, Johnstone, & Sacker, 1994; Häfner, Loffler, Maurer, Hambrecht, & an der Heiden, 1999; Häfner, Nowotny, Loffler, an der Heiden, & Maurer, 1995; Jones, Rodgers, Murray, & Marmot, 1994). Ein bedeutsamer Anteil erkrankter Patienten wird im Rahmen der auf Positivsymptomatik ausgerichteten Diagnostik und Therapie nicht rechtzeitig identifiziert bzw. im Verlauf nicht zufriedenstellend behandelt. Auch das Konzept des durch vorrangig negative Symptome und ungünstigen Verlauf gekennzeichneten „Defizitsyndroms" ist von Bemühungen geleitet, genannte Limitierungen des auf Produktivsymptomatik fokussierten Ansatzes zu überwinden (Carpenter, 1994; Carpenter, Heinrichs, & Wagman, 1988; Kirkpatrick, 1997; Kirkpatrick & Buchanan, 1990a, 1990b; Kirkpatrick, Castle, Murray, & Carpenter, 2000; Liddle, 1987). Das Defizitsyndrom wurde postuliert als mutmaßlicher Subtyp der Schizophrenie, charakterisiert durch das Vorhandensein hervorstechender und überdauernder Negativsymptome, die als primär, also sich aus dem Krankheitsprozess der Schizophrenie heraus ergebend und nicht sekundär als Folge von Medikation oder Bewältigungsversuchen der Positivsymptomatik verstanden werden (Carpenter, 1994; Carpenter, et al., 1988; Kirkpatrick & Buchanan, 1990a).

Eine noch richtungsweisendere Weiterentwicklung stellt die Ergänzung derlei kategorialer Ansätze um dimensionale Konzeptualisierungen dar (Allardyce, McCreadie, Morrison, & van Os, 2007; Guerra, et al., 2002; Murray, et al., 2005). Jüngst konnten faktorenanalytisch die fünf Dimensionen ‚Manie', ‚Störungen des Realitätsbezugs' im Sinne von Positivsymptomatik, ‚Negativsymptomatik', ‚Depressivität' und ‚Störungen kognitiver Funktionen' im Sinne von Desorganisation identifiziert werden, die es erlauben, den einzelnen Patienten dimensional einzuordnen und die Prädiktion bedeutsamer Outcome-Variablen wie Dauer der unbehandelten Psychose und Akuität des Erkrankungsbeginns signifikant zu verbessern (Demjaha, et al., 2009). Auch in einer Stichprobe von Personen mit klinisch erhöhtem Psychoserisiko ließ sich die Dimensionalität weitestgehend bestätigen und erwies sich als nützlich in der Prädiktion des späteren Übergangs in eine Psychose (Demjaha, Valmaggia, Stahl, Byrne, & McGuire, 2010).

1.1.2 Prävalenz und Inzidenz

Die Bestimmung der Inzidenz und Prävalenz der Schizophrenien ist insbesondere dadurch erschwert, dass die Erkrankung aufgrund des heterogenen klinischen Erscheinungsbilds und des Fehlens pathognomischer Merkmale sowie zuverlässiger, individuell anwendbarer Biomarker, noch nicht ausreichend reliabel und valide diagnostizierbar ist (McCormick & Flaum, 2005; Messias, Chen, & Eaton, 2007) und zudem das Aufsuchen psychiatrischer Hilfe kulturell und über unterschiedliche Gesundheitssysteme hinweg schwankt (Torrey, 1987). Auch die multipel determinierte Genese, bei der genetische und umweltbezogene Faktoren zusammenspielen, führt häufig zu Schwankungen in epidemiologischen Maßen (Torrey, 1987) (siehe auch 1.1.3). Hinzu kommen Variationen über die Zeit, die zum Beispiel mit Modifikationen von Diagnosekriterien und –instrumentarien sowie veränderten Deinstitutionalisierungstendenzen einhergehen (Jablensky, et al., 1992). Diese Schwierigkeiten trugen in der Konsequenz zu deutlich variierenden Schätzungen epidemiologischer Kennziffern der Schizophrenie bei. Im Schnitt kamen größere epidemiologische Studien zu einer geschätzten Jahres-Inzidenz von 15 in einer Population von 100.000 und einer Punktprävalenz von 4.5 in einer Population von 1000 Personen (Tandon, Keshavan, & Nasrallah, 2008a). Über die Studien hinweg variierende Raten dürften neben genannten methodologischen Problemen jedoch auch mit jüngst nachgewiesenen Schwankungen in den Auftretensraten der Schizophrenie in Abhängigkeit von regionaler Urbanizität, dem Vorkommen von Migration und der Verteilung des Geschlechts in der untersuchten Population zusammenhängen (Cantor-Graae & Selten, 2005; Saha, Chant,

Welham, & McGrath, 2006). Gegenläufig zu der tradierten Annahme, dass die Schizophrenie in verschiedenen Population mit gleicher Häufigkeit auftritt (Sartorius, et al., 1986), werden ein höherer Grad an Urbanisierung, eigener Migrationshintergrund oder Migrationshintergrund beider Elternteile sowie männliches Geschlecht nach heutigem Kenntnisstand als relativ gesicherte Einflussfaktoren auf die Häufigkeit des Auftretens schizophrener Erkrankungen erachtet (Cantor-Graae & Selten, 2005; van Os, Rutten, & Poulton, 2008).

1.1.3 Ätiopathogenese

1.1.3.1 Das Vulnerabilitäts-Stress-(Bewältigungs-)Modell

Nuechterlein und Dawson (Nuechterlein & Dawson, 1984) postulierten ein heute weit verbreitetes, die Forschung wie auch die praktische therapeutische Arbeit inspirierendes, dabei jedoch nach wie vor präliminäres Modell schizophrener Episoden. Die Entwicklung des Modells wurde beeinflusst durch die Beobachtung des ungünstigen Einflusses sozialer Überstimulation auf den Verlauf schizophrener Erkrankungen (Brown, Birley, & Wing, 1972). Grundlage des Vulnerabilitäts-Stress-Modells ist die Annahme, dass bestimmte Charakteristika des Individuums für die Entwicklung einer schizophrenen Störung prädisponieren, die Erkrankung sich jedoch nicht notwendigerweise manifestiert, sondern nur bei Statthaben einer ungünstigen Interaktion der bestehenden Vulnerabilität mit bestimmten Umweltfaktoren. Auf Basis eigener Literaturübersichten stellten Nuechterlein und Dawson verschiedene Dysfunktionen der selektiven Aufmerksamkeit, des Kurzzeitgedächtnisses und der Wortflüssigkeit vor, die vergleichbar an unterschiedlichen Populationen von Schizophrenie-Patienten beobachtet wurden. Im Gleichklang mit einigen anderen Autoren ihrer Zeit (Asarnow & MacCrimmon, 1982; Frame & Oltmanns, 1982) schlussfolgerten sie, dass diese Dysfunktionen zu einer insgesamt herabgesetzten Informationsverarbeitungskapazität führen und überdauernde, mit der zugrundeliegenden Vulnerabilität eng verbundene Charakteristika von Personen mit einer Anfälligkeit für die Entwicklung einer Schizophrenie sein könnten (Liberman, Nuechterlein, & Wallace, 1982; Nuechterlein & Dawson, 1984). In Interaktion mit unzureichenden sozialen und Stressbewältigungsfertigkeiten sowie sozialen Stressoren kann es dem Modell zufolge zu einer Überforderung der Verarbeitungskapazität bei autonomer Übererregung kommen, die eine Fehlinterpretation sozialer Reize begünstigen und zur psychotischen Exazerbation führen kann (Nuechterlein & Dawson, 1984). In seiner Weiterentwicklung betont das Vulnerabilitäts-Stress-Modell stärker auch persönliche und umweltbezogene Schutzfaktoren und sieht neben der Entwicklung psychotischer Symptome auch die soziale und Rollenfunktionsfähigkeit als wesentliche, durch Überlastung der Verarbeitungskapazität, tonische autonome Übererregung und defizitäre Verarbeitung sozialer Reize beeinflusste Outcome-Variablen vor (Nuechterlein, 1987). Auch wird hier eine mögliche Verlinkung der reduzierten Verarbeitungskapazität mit schon zuvor als kausal für psychotische Symptome postulierten (Carlsson, 1977) dopaminergen Dysfunktionen modelliert. **Abbildung 1** skizziert dieses erweiterte Vulnerabilitäts-Stress-Bewältigungs-Modell.

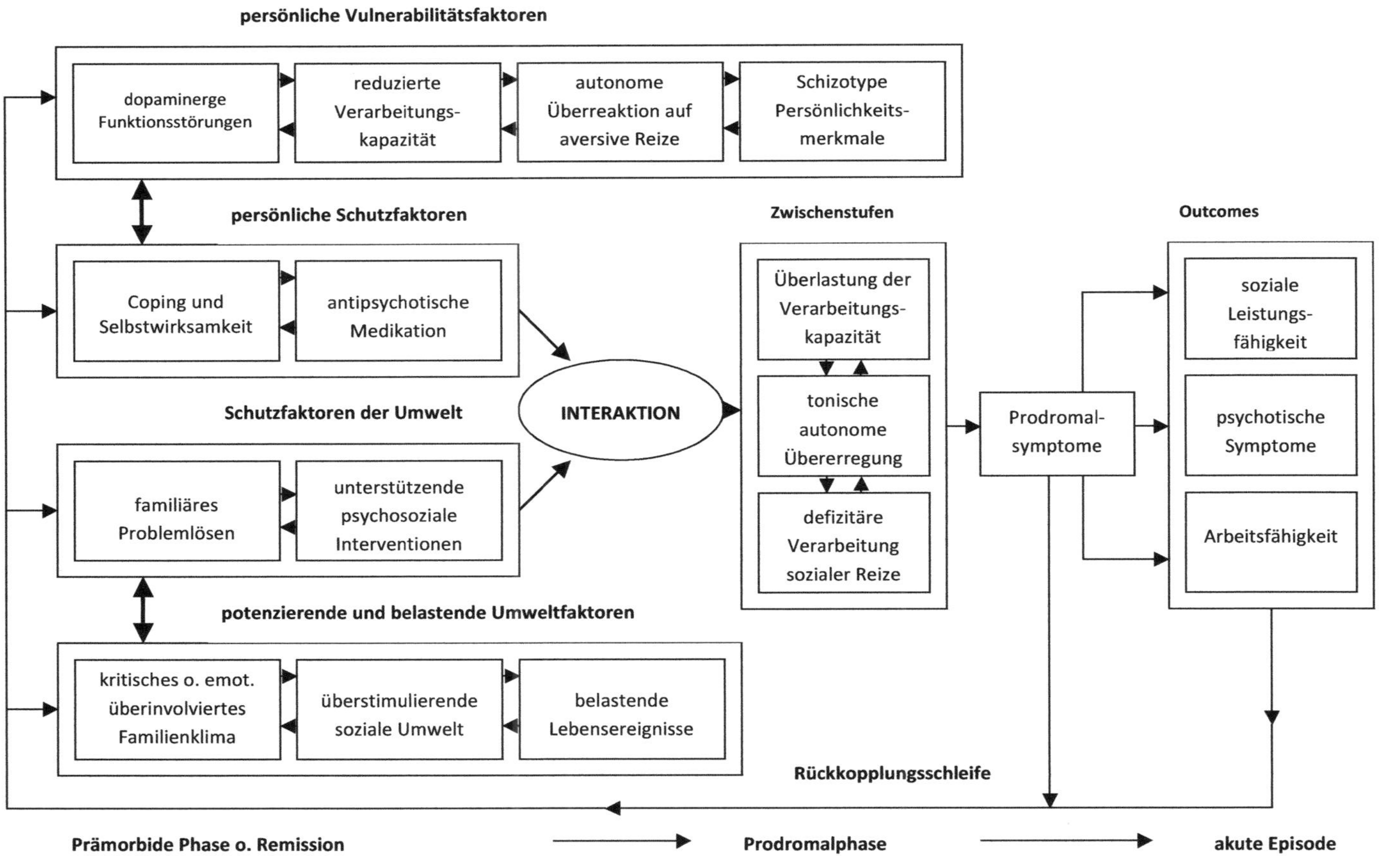

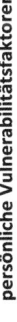

Abbildung 1. Vulnerabilitäts-Stress-Bewältigungs-Modell schizophrener Psychosen (nach Nuechterlein, 1987)

Obgleich auf Basis gegebener Datenlage davon auszugehen ist, dass biologische Marker für psychotische Erkrankungen existieren und Störungen neuraler Mechanismen der Erkrankung zugrunde liegen, konnten bis heute keine spezifische Gene, Genkombinationen oder Pathophysiologien identifiziert werden, die gesichertermaßen und für sich genommen mit der Entstehung von Schizophrenien verbunden sind (Andreasen, 1997; Patel, Flisher, Hetrick, & McGorry, 2007; Tandon, et al., 2008a). Der gegenwärtige Stand der Forschung geht von einer multifaktoriell determinierten Genese der Schizophrenien aus, bei der sowohl komplexe genetische Einflüsse als auch Umweltfaktoren sowie deren Interaktionen eine Rolle spielen (Tandon, et al., 2008a; van Os, et al., 2008; Van Winkel, et al.). Zu den Umwelteinflüssen mit empirischer Evidenz gehören neben der urbanen Umgebung, der Migration und dem Geschlecht: prä- und perinatale Noxen, Missbrauch und Vernachlässigung in der frühen Kindheit, (früher) Cannabiskonsum, Schädel-Hirn-Traumata, soziale Fragmentierung, Deprivation und Ablehnung sowie subtilere kontinuierliche Alltagsbelastungen (van Os, et al., 2008).

Entsprechende zukünftige Erweiterungen des Vulnerabilitäts-Stress-Modells sind zu erwarten.

1.1.3.2 Kognitive Theorien

Neben den oben genannten Konzeptualisierungen auf der Makroebene sind insbesondere hinsichtlich benigner Behandlungsansätze auch psychologische Theorien zur Entwicklung und Aufrechterhaltung psychotischer Symptome von erheblicher Bedeutung. Insbesondere die kognitiven Theorien haben sich in der Erklärung psychotischer Phänomene und der Ableitung entsprechender individueller Interventionen verdient gemacht. In der Konzeptualisierung des Wahns werden die psychologischen Konzepte kognitiver Verzerrungen im Sinne einer Tendenz zu Selbstreferenz und externaler Attribution, kognitive Fehler wie selektive Abstraktion und Übergeneralisierung sowie ein Mangel am Einbezug von Kontextinformationen zur Interpretation und Ereignissen sowie eine eingeschränkte Fähigkeit zur Testung von Annahmen an der Realität herangezogen (Beck, Rector, Stolar, & Grant, 2009a; O'Connor, 2009).

Die Konzeptualisierung der Negativsymptomatik postuliert gestützt auf neurokognitive Befunde ähnlich dem Vulnerabilitäts-Stress-Modell eine reduzierte Kapazität zur Selektion relevanter aus irrelevanten Reizen, kombiniert mit einer reduzierten Fähigkeit zur Daueraufmerksamkeit sowie eingeschränkten Gedächtnis- und exekutiven Funktionen. In der Folge sind vulnerable Personen leichter durch interne sowie externe Stimuli irritiert, wodurch logisches Planen von Handlungen und Strukturierung von Denkabläufen gestört werden (Beck, Rector, Stolar, & Grant, 2009b). Ein enger Zusammenhang zwischen kognitiven Defiziten und negativen, stärker als positiven und desorganisierten, Symptomen wird angenommen (Keefe & Eesley, 2006; Van Os & Verdoux, 2003). Kognitiven Theorien zufolge sollen auch negative Annahmen über soziale Interaktionen und soziale Affiliation, die auch in klinisch unauffälligen erstgradigen Angehörigen und psychometrisch vulnerablen Personen nachgewiesen wurden (Chapman, Chapman, Kwapil, Eckblad, & Zinser, 1994; Kendler, Thacker, & Walsh, 1996), zur Entwicklung der Negativsymptomatik beitragen. Auf ähnliche Weise - durch die Provokation sozialen Rückzugs - sollen dysfunktionale Überzeugungen hinsichtlich der eigenen Person als trübselig, niedergeschlagen, erschöpft, belastet und erbarmungswürdig die Entwicklung von Negativsymptomen begünstigen (Grant & Beck, 2009). Da Negativsymptomatik sehr viel stärker mit sozialen Defiziten assoziiert ist als andere Symptomcluster (Evans, et al., 2004), kommt den kognitiven Theorien hier eine bedeutsame Rolle zu.

In diesem Zusammenhang sind insbesondere die neueren Entwicklungen im Bereich der Erforschung der Rolle der *sozialen* Kognition hervorzuheben. Defizite der sozialen Kognition sollen unabhängig von neurokognitiven Defiziten zu negativen Krankheitsfolgen beitragen und zeigen sich bereits bei Personen mit klinisch erhöhtem Psychoserisiko als beeinträchtigt (Addington & Addington, 2008; Addington, Girard, Christensen, & Addington, 2010; Addington & Piskulic; Sergi, et al., 2007). Soziale Kognition ist definiert als der Prozess der Enkodierung, Speicherung, des Abrufs und der Verarbeitung von Reizen und Informationen mit Bezug zu anderen Individuen bzw. sozialen Interaktionspartnern (Adolphs, 1999; M. F. Green, Olivier, Crawley, Penn, & Silverstein, 2005). Die Beeinträchtigung der korrekten Identifikation affektiver Gesichtsausdrücke wird als Indikator von Defiziten der sozialen Kognition verstanden (Addington, Saeedi, & Addington, 2006), wobei bereits frühe perzeptive Prozesse der visuellen Verarbeitung einen engen Bezug zu funktionellen Defiziten aufweisen sollen (Brittain, Ffytche, McKendrick, & Surguladze) und daher im Rahmen psychotherapeutischer Interventionen berücksichtigt werden sollten.

1.1.3.3 Die Salienz-Hypothese

Zur Erklärung der Positivsymptomatik stellte Shitij Kapur eine innovative Konzeptualisierung vor, die ansetzend an der Hypothese der kausalen Rolle abnormer Dopaminaktivität in der Entwicklung psychotischer Symptome (Davis, Kahn, Ko, & Davidson, 1991) einen moderierenden Prozess postuliert, der in der Herausbildung von Wahn und Halluzinationen mündet (Kapur, 2003). Unter normalen Umständen wird Dopamin als Reaktion auf (belohnende oder neuartige bzw. überraschende) Umweltreize freigesetzt und moderiert die subjektive Erfahrung eines Reizes als bedeutsam oder salient. Es wird hypostasiert, dass Dopamin im Zuge einer Dysregulation der Transmission willkürlich, ohne Bezug zu externalen Stimuli, freigesetzt wird. Diese arbiträre Freisetzung von Dopamin stört den unter normalen Bedingungen ablaufenden Prozess der kontextabhängigen Zuschreibung von Bedeutsamkeit und bedingt eine abweichende bzw. irrtümliche Interpretation externer Reize oder interner Repräsentationen als bedeutsam (Kapur, 2003). Retrospektive Schilderungen von Ersterkrankten sowie die Symptompräsentation von Personen mit klinisch erhöhtem Psychoserisiko bezüglich zum Beispiel sensorischer Überwachheit, Bannungsphänomenen, Referenzideen und basaler Irritation über alltägliche Reize und Begebenheiten, ließen sich mit Kapurs Ansatz verstehen. Das (über Jahre) zunächst subtil zunehmende Erleben von Bedeutung im Willkürlichen – und damit zumindest teilweise auch im völlig Bedeutungslosen – mag ein Bedürfnis nach Erklärung und Sinnhaftigkeit aktualisieren. Im Sinne eines ‚top-down'-Mechanismus konstruiert der Betroffene eine Erklärung für das anderenfalls nicht erklärbare Erleben von Wichtigkeit. Es bildet sich ein kognitives Schema heraus, das weitere Kognitionen und Handlungen wesentlich beeinflusst: psychotische Einsicht und Wahnarbeit werden angestoßen. Analog sollen innere Wahrnehmungen, Repräsentationen und Erinnerungen abnorme Bedeutsamkeit erlangen und so zur Entwicklung halluzinatorischen Erlebens beitragen (Kapur, 2003). Kapur selbst beschränkt sich in seiner Konzeptschrift auf die Modellierung der produktiven Symptomatik. Denkbar wäre jedoch, dass bei prominenter Negativsymptomatik eine herabgesetzte Dopamintransmission stattfindet, wie erstmals von Crow postuliert wurde (Crow, 1981). Diese reduzierte dopaminerge Aktivität könnte dann analog zu einem *herabgesetzten Erleben von Salienz* im Sinne von Anhedonie und affektiver Teilnahmslosigkeit führen. Kognitive Störungen und desorganisierte Symptome könnten verstehbar werden vor dem Hintergrund der durch die abnorme Bedeutungszuschreibung mangelnden Zielgerichtetheit motivationaler und informationsverarbeitender Prozesse.

1.1.4 Prodromalphase und klinische Risikokriterien

Die nicht-affektiven Psychosen und darunter insbesondere die Schizophrenien, gehören zu den schwersten psychischen Erkrankungen und führen bis heute oftmals zu verheerenden Folgen für die Betroffenen, ihre Angehörigen und die Gesellschaft (Häfner, 2005). Die Erkrankung manifestiert sich früh und ihr Verlauf ist in 46% der Fälle gekennzeichnet durch Rezidive, von denen wiederum 38% mit zunehmenden funktionellen Beeinträchtigungen einhergehen (Shepherd, Watt, Falloon, & Smeeton, 1989). Suizidrisiko, Substanzmissbrauch und –abhängigkeit sind bei Patienten mit schizophrenen Psychosen gegenüber der Allgemeinbevölkerung deutlich erhöht (De Hert & Peuskens, 1998; Harris & Barraclough, 1997; Regier, et al., 1990). Die im Zuge der Erkrankung herabgesetzte soziale, schulische und berufliche Leistungsfähigkeit stellt neben der Ursache für Brüche in der persönlich angestrebten Lebensführung auch eine monetäre Belastung dar. Die pro Jahr durch diese Funktionseinbußen sowie im Rahmen der Behandlung entstehenden Kosten sind vergleichbar mit denjenigen, die im Zusammenhang mit somatischen Volkskrankheiten wie der koronaren Herzerkrankung aufkommen (Bestehorn, Tischer, Glaser, Mast, & Schmidt, 1999). Langzeitstudien mussten einen derart schlechten Verlauf für einen bedeutsamen Anteil von Patienten konstatieren. Die Angaben variieren zwischen 21% (Helgason, 1990) und 42% (Marneros, Deister, & Rohde, 1991) (Häfner, 2005). Insbesondere hinsichtlich funktioneller Defizite im Zuge der Schizophrenie sind die Behandlungsmöglichkeiten bis heute begrenzt (Evans et al., 2004; Green, 1996; Green et al., 2000; Green et al., 2004; Hamilton et al., 2000; Rosenheck et al., 2006). Diese Hintergründe lassen es ethisch wie auch politisch äußerst wünschenswert erscheinen, Risikoanzeichen für die Entwicklung einer psychotischen Störung früh zu erkennen, um durch entsprechende Maßnahmen indizierter Prävention oder zumindest durch frühzeitige Intervention bei erfolgter Manifestation, negative Folgen zu verhindern, oder wenigstens einzudämmen. Auch die WHO konstatierte im Jahr 2004, dass die Prävention der einzig gangbare Weg zur Reduktion der mit psychischen Erkrankungen verbundenen Behinderung sei (WHO, 2004).

Die Chance auf Prävention bietet sich im Bereich der psychotischen Störungen dadurch, dass der Erstmanifestation eine in der Regel jahrelange Prodromalphase vorausgeht (Häfner & an der Heiden, 1999; Häfner et al., 1999; Klosterkötter, Hellmich, Steinmeyer, & Schultze-Lutter, 2001). Obgleich das Prodrom ein retrospektives Konzept ist, also sicher erst dann als solches benannt werden kann, wenn die Erkrankung auf die das Prodrom mutmaßlich hinläuft, manifest geworden ist, erscheint die Identifikation von Personen mit mutmaßlicher Prodromalsymptomatik nicht allein aufgrund der Möglichkeit des Aufschubs oder der Verhinderung des Übergangs in eine Schizophrenie lohnenswert, sondern auch deshalb, weil soziale und funktionelle Defizite sich bereits Jahre vor Erstmanifestation entwickeln (Addington et al., 2008; Cornblatt et al., 2007; Häfner & an der Heiden, 1999; Häfner et al., 1999; Häfner et al., 1995). Die Prodromalphase wird im Hinblick auf schizophrene Störungen als Zeitraum zwischen ersten anhaltenden unspezifischen Symptomen, wie Angst und Stimmungsveränderungen, und dem ersten psychotischen Symptom verstanden (Häfner, Maurer, Loffler, & Riecher-Rossler, 1993). Verstärkte Anstrengungen zur prospektiven Identifikation von Prodromalstadien schizophrener Psychosen werden seit den 1990er Jahren unternommen.

Die Mannheimer ABC-(Age, Beginning, Course)-Studie (Häfner & an der Heiden, 1999) konnte anhand der retrospektiven Befragung von 232 Ersterkrankten zeigen, dass die mittlere Dauer der Prodromalphase vor Erstmanifestation fünf Jahre betrug. Die präpsychotische Phase mit abgeschwächten Positivsymptomen betrug durchschnittlich 1.1 Jahre. Nach der ersten tatsächlich psychotischen Exazerbation vergingen nochmal durchschnittlich zwei Monate bis zur ersten stationären Aufnahme und indizierten Behandlung. Darüber hinaus wurde gezeigt, dass der ersten Episode in 73% der Fälle unspezifische oder negative Symptome vorausgingen, während in nur 7% der Fälle ausschließlich Positivsymptome den Beginn der Erkrankung markierten. Ein akuter Beginn der Erkrankung zeigte sich hier mit 18% als eher selten, während mit 68% ein Großteil der Erstmanifestationen schleichend begann (Häfner & an der Heiden, 1999).

Die Cologne Early Recognition (CER) Studie (Klosterkötter et al., 2001) untersuchte erstmals prospektiv die Entwicklung der Beschwerden von 160 Personen, die sich mit dem Verdacht auf ein erhöhtes Psychoserisiko im Sinne eines mutmaßlichen Prodromalstadiums einer Psychose im Kölner Früherkennungszentrum vorgestellt hatten. Die Nachuntersuchung fand im Mittel nach 9.6 Jahren statt. Zum Zeitpunkt der Katamneseuntersuchung hatte bei 79 von 160 Patienten (49.4%) ein Übergang in eine paranoide Schizophrenie stattgefunden, im Durchschnitt nach einer Prodromalphase von 4.3 Jahren. 77 der 79 Personen (97.5%) mit Übergang in die Schizophrenie berichteten in der Baseline-Untersuchung über das Vorliegen von mindestens einem von 66 Basissymptomen, also über Prodromalsymptome im Huberschen Sinne (Ebel et al., 1989; Gross 1989; Huber & Gross, 1989).

Die Zahlen verdeutlichen bereits, dass derlei Symptome nicht als Anzeichen einer definitiv im Entstehen begriffenen Erkrankung verstanden werden können. Vielmehr handelt es sich um mit einer gewissen Irrtumswahrscheinlichkeit einhergehende Indikatoren eines erhöhten *Risikos* für die Entwicklung einer Psychose. Im Folgenden seien die beiden meistuntersuchten Ansätze zur Risikoeinschätzung dargestellt.

1.1.4.1 Die ‚Ultra-high risk'-Kriterien

International bislang am weitesten verbreitet in der Risikoeinschätzung ist die Verwendung der sogenannten ‚Ultra-high risk' (UHR)-Kriterien, definiert als das Vorliegen von entweder attenuierten Positivsymptomen (APS), transienten psychotischen Symptomen (Brief Limited Intermittent Psychotic Symptoms, BLIPS) oder der Kombination eines Risikofaktors mit einer kürzlich eingetretenen Reduktion des Funktionsniveaus (Phillips, Yung & McGorry, 2000; Yung et al., 1998). Die Kriterien wurden ursprünglich von Yung und McGorry auf Basis klinischer Beobachtungen und retrospektiver Erhebungen an der Personal Assessment and Crisis Evaluation (PACE) Clinic in Melbourne, Australien, formuliert (Yung et al., 1998). Im Verlauf wurden sie anderenorts in modifizierter Form übernommen, so zum Beispiel vom Kompetenznetz Schizophrenie, welches das eng an die UHR-Kriterien angelehnte ‚psychosenahe' oder ‚späte' initiale Prodromalstadium definierte (Ruhrmann et al., 2007).

Tabelle 2 gibt eine Übersicht über die UHR-Kriterien.

Tabelle 2. „Ultra-high risk" Kriterien für die Entwicklung einer Psychose

Attenuierte Positivsymptome (APS)
Vorliegen von mindestens einem der folgenden Symptome mehrfach pro Woche und für mindestens eine Woche in den letzten drei Monaten, wobei am Realitätsgehalt in einem vernünftigen Ausmaß festgehalten wird: 1. Beziehungsideen 2. Eigentümliche Vorstellungen oder magisches Denken 3. Ungewöhnliche Wahrnehmungserlebnisse 4. Eigenartige Denk- und Sprechweise 5. Paranoide Ideen
Transiente psychotische Symptome (Brief Limited Intermittent Psychotic Symptoms, BLIPS)
Vorliegen von mindestens einem der folgenden, spontan remittierenden Symptome für weniger als eine Woche: 1. Halluzinationen 2. Wahn 3. Formale Denkstörungen (Kompetenznetz Schizophrenie auch: grob desorganisiertes Verhalten)
Psychoserisikofaktor plus Funktionsverlust
Verwandter ersten Grades mit psychotischer Störung (affektiv oder nicht-affektiv) und/oder Indexperson mit Schizotyper Persönlichkeitsstörung nach DSM-IV (Kompetenznetz Schizophrenie auch: Geburtskomplikationen) plus Global Assessment of Functioning (GAF) Score während mindestens einem Monat im letzten Jahr um mindestens 30% gegenüber prämorbidem Niveau gemindert

In den initialen Studien unter Verwendung der UHR-Kriterien wurden innerhalb von 12 Monaten Übergangsraten in eine manifeste Psychose von 34.6% bis 41% berichtet (L. J. Phillips, et al., 2000; Yung, et al., 2003), neuere Studien kalkulieren im gleichen Zeitraum 13 bis 22% (Cannon et al., 2008; Ruhrmann, Schultze-Lutter, Salokangas et al., 2010). Die sinkenden Transitionsraten weisen nicht notwendigerweise auf eine mangelnde Validität der UHR-Kriterien hin. Die Tatsache, dass spezialisierte Früherkennungszentren sich seit ihrer Entstehung in den mittleren 1990er Jahren zunehmend weit verbreitet und hinsichtlich ihrer

Angebote stetig weiterentwickelt haben, kann dazu geführt haben, dass der Krankheitsprozess bei Personen mit erhöhtem Psychoserisiko durch die Unterstützung, die ihnen angeboten wird, effektiver aufgehalten oder hinausgezögert werden kann als vor Etablierung von Früherkennungszentren (Yung, et al., 2007). Darüber hinaus weisen Untersuchungen mit längerem Beobachtungszeitraum darauf hin, dass die Betrachtung eines 12-Monatszeitraums nicht erschöpfend dazu geeignet ist, die bis dahin nicht in die Psychose übergegangenen Personen als „falsch positiv" Identifizierte zu erkennen (Cannon, et al., 2008; Ruhrmann, Schultze-Lutter, Salokangas, et al., 2010; Schultze-Lutter, Ruhrmann, Hoyer, Klosterkotter, & Leweke, 2007). Siehe auch **Abbildung 2** zur Verdeutlichung.

1.1.4.2 Das Basissymptom-Kriterium

Eine wertvolle Ergänzung der UHR-Kriterien bietet der unter 1.1.1 bereits erwähnte Basissymptom-Ansatz. Basissymptome sind definiert als subtile, subjektiv erlebte subklinische Störungen des Antriebs, des Affekts, des Denkens und der Sprache, der Wahrnehmung, der Motorik und der Propriozeption (Gross, 1989; Huber & Gross, 1989). Von der initialen Prodromalphase über Akutstadium, Rückfallprodrom hin zu Residualzuständen wurde ihr Vorkommen empirisch festgestellt (Gross, 1989; Huber & Gross, 1989). Basissymptome sind charakterisiert dadurch, dass sie vom Betroffenen als neu und andersartig gegenüber bisher Bekanntem erlebt werden, meist im Subjektiven verbleiben und – in Abgrenzung zur Negativsymptomatik - selten von Außenstehenden beobachtet werden können, wobei die von Betroffenen entwickelten Bewältigungsstrategien, z.B. sozialer Rückzug, ein objektiv feststellbares Begleitphänomen sein können (Parnas, Handest, Jansson, & Saebye, 2005). Von der Positivsymptomatik unterscheidet die Basissymptome die unmittelbare und voll intakte Realitätstestung bzw. Einsicht. Betroffene erkennen die Symptome als solche, also als Störung ihrer normalen Denk- und Wahrnehmungsprozesse oder affektiven Reaktionen. Die Realitätstestung verliert jedoch mit steigender Akuität des Krankheitsgeschehens an Vollständigkeit (Gross, 1989; Schultze-Lutter, Addington, Ruhrmann, & Klosterkötter, 2007). In ihrer ursprünglichen Definition von Huber werden Basissymptome bis heute verstanden als der unmittelbarste Ausdruck neurobiologischer Grundstörungen der Schizophrenie, als Kern der Erkrankung, der hochdynamisch - in Abhängigkeit von Stresserleben, dem Repertoire an

Bewältigungsstrategien und dem akuten Krankheitsgeschehen - in unterschiedlichen Ausprägungsgraden auftritt. Die akut psychotische Episode stellt im Rahmen dieser Konzeptualisierung lediglich ein Epiphänomen der Erkrankung dar (Gross, 1989; Huber & Gross, 1989). Im Rahmen der Cologne Early Recognition Studie (Klosterkötter, et al., 2001), erwiesen sich insbesondere zwei ausschließlich kognitiv-perzeptive (cognitive perceptive, COPER) bzw. kognitive (cognitive disturbances, COGDIS) Basissymptom-Cluster als prädiktiv für den Übergang in eine Schizophrenie, wobei innerhalb von 36 Monaten in 28 bzw. 37% der für das jeweilige Kriterium positiven Fälle ein Übergang verzeichnet werden musste (Schultze-Lutter, Ruhrmann, et al., 2007). Während sich für das COPER-Kriterium eine Sensitivität von 0.87 und eine Spezifität von 0.54 ergaben, wurden für das COGDIS-Kriterium eine Sensitivität von 0.67 und eine Spezifität von 0.83 berichtet, sodass das COGDIS-Kriterium als das konservativere und spezifischere Kriterium erachtet werden kann und als besonders geeignet für die Prädiktion von Psychosen gilt (Schultze-Lutter, Picker, Ruhrmann, & Klosterkötter, 2008; Schultze-Lutter, Ruhrmann, & Klosterkötter, 2006). **Tabelle 3** gibt einen Überblick über diese prädiktiven Basissymptombasierten Risikokriterien.

Tabelle 3. Basissymptom-Kriterien für die Entwicklung einer Psychose

Kognitiv-perzeptive Basisstörungen (Cognitive-Perceptive Disturbances, COPER)
Vorliegen von mindestens einem der folgenden zehn Basissymptome mit einem SPI-A* Score ≥ 3 innerhalb der letzten drei Monate und – unabhängig vom Score – erstem Auftreten mindestens zwölf Monate zuvor: 1. Zwangähnliches Perseverieren bestimmter emotional neutraler Bewusstseinsinhalte 2. Störung der Diskriminierung von Vorstellungen und Wahrnehmungen / von Phantasie- und Erinnerungsvorstellungen 3. Derealisation 4. Optische Wahrnehmungsstörungen 5. Akustische Wahrnehmungsstörungen 6. Gedankeninterferenz 7. Gedankendrängen/-jagen 8. Blockierung des jeweiligen Gedankengangs 9. Störung der rezeptiven Sprache 10. „Subjektzentrismus" / Eigenbeziehungstendenz

Kognitive Basisstörungen (Cognitive Disturbances, COGDIS)

Vorliegen von mindestens zwei der folgenden neun Basissymptome mit einem SPI-A* Score ≥ 3 innerhalb der letzten drei Monate und – unabhängig vom Score – erstem Auftreten mindestens zwölf Monate zuvor:

1. Beeinträchtigung der Fähigkeit, die Aufmerksamkeit zu spalten
2. Störung der expressiven Sprache
3. Störung der Symbolerfassung (Konkretismus)
4. Fesselung (Bannung) durch Wahrnehmungsdetails
5. Gedankeninterferenz
6. Gedankendrängen/-jagen
7. Blockierung des jeweiligen Gedankengangs
8. Störung der rezeptiven Sprache
9. „Subjektzentrismus" / Eigenbeziehungstendenz

* mit dem Schizophrenia Proneness Instrument (SPI-A) (Schultze-Lutter, Addington, et al., 2007) werden die Basissymptome in einem semistrukturierten klinischen Interview psychometrisch erfasst.

Zu beachten ist, dass die hier im Zusammenhang mit den UHR- und Basissymptom-Kriterien angegebenen Zeitperioden der Risikoanreicherung innerhalb wissenschaftlicher Studien dienen. Abweichungen hiervon im klinischen Alltag schließen das Vorliegen eines erhöhten Risikos nicht aus. Relevant ist die Veränderung im Sinne eines neuen Auftretens oder der Zunahme bestehender Symptome.

Als äußerst vielversprechend erwies sich die Kombination beider Risikokriterien. In der European Prediction of Psychosis Study (EPOS) wies die Gruppe der UHR-Positiven, die nicht auch COGDIS-positiv war, mit 18% gegenüber 22% in der für beide Kriterien positiven Gruppe nach 18 Monaten eine bedeutsam niedrigere Übergangsrate auf (Ruhrmann, Schultze-Lutter, Salokangas, et al., 2010). Eine weitere Unterstützung der Kombination beider Risikokriterien ergab eine Nachuntersuchung von hilfesuchenden Personen, die sich an das Kölner Früherkennungs- und Therapiezentrum (FETZ) wandten (Schultze-Lutter, Ruhrmann, & Klosterkotter, 2009).

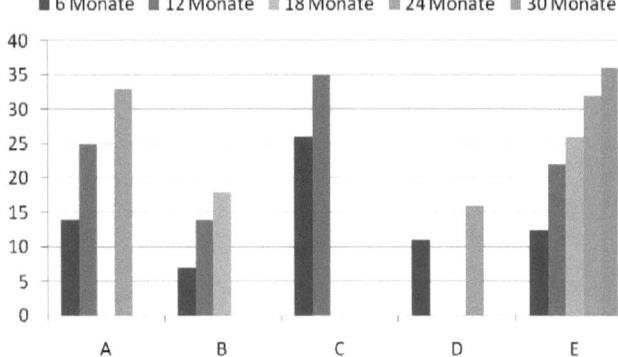

Abbildung 2. Übergangsraten in %. **A**: Subgruppe positiv für Basissymptom-Kriterium ‚kognitive Störungen' (Schultze-Lutter, Ruhrmann, et al., 2007). **B**: Alternative Einschlusskriterien ‚kognitive Störungen' und ‚Ultra-high risk'-Kriterien (Ruhrmann, Schultze-Lutter, Salokangas, et al., 2010). **C**: ‚Ultra-high risk'-Kriterien (Yung, et al., 2003; Yung, Phillips, Yuen, & McGorry, 2004). **D**: ‚Ultra-high risk'-Kriterien (Yung, et al., 2008; Yung, et al., 2006). **E**: ‚Ultra-high risk'-Kriterien (Cannon, et al., 2008; Woods, et al., 2009) (Ruhrmann, Paruch, & Klosterkötter, 2010)

1.2 Blickpfadanalysen

1.2.1 Begriffsbestimmung und Rational von Blickpfadanalysen

Der visuelle Blickpfad (engl. *visual scan path*) kann verstanden werden als eine Art Landkarte der Sequenz sakkadischer Augenbewegungen und fovealer Fixationen beim Betrachten der Umgebung oder bestimmter Stimuli. Die Erfassung seiner Charakteristika ermöglicht eine Beschreibung von Ausrichtung, Ausdehnung und Dauer der Sammlung von Informationen bei der Erschließung visueller Reize. Die Möglichkeit das Blickverhalten zu erfassen, ist insbesondere deshalb lohnenswert, weil die Bewegungen des Auges einen sichtbaren Zugang zur zugrundeliegenden Aktivität des visuellen Systems bieten und somit eine Operationalisierung von Aufmerksamkeitsauslenkung und Informationsverarbeitung erlauben (Noton & Stark, 1971a, 1971b). Die *Eye-Mind-Hypothese* (Just & Carpenter, 1980) postuliert einen engen Zusammenhang zwischen visueller Wahrnehmung und kognitiver Verarbeitung bzw. Ausbildung mentaler Repräsentationen (Salvucci, 2001). Es ist davon auszugehen, dass rasche mentale Operationen im Sinne einer Involvierung des Arbeitsgedächtnisses sich in Lokation, Muster und Dauer von Fixationen widerspiegeln (Just & Carpenter, 1976a). Die grundlegende Annahme, dass das, was zu einem gegebenen Zeitpunkt betrachtet wird, Gegenstand der momentanen Verarbeitung ist, „the locus of the eye fixations reflects what is being internally processed" (Just & Carpenter, 1976a), impliziert, dass das Wissen um diesen Lokus der Wahrnehmung einen, z.B. verglichen mit elektroenzephalographischen und bildgebenden Verfahren, einfachen Zugang zu mentalen Prozessen liefert. Mittels moderner *Eye Tracking* Systeme (siehe 1.2.2) können solche Abbilder des Informationsprozesses in Echtzeit und mit hoher räumlicher Auflösung gewonnen werden. Die darauf basierende Analyse des Blickverhaltens kann somit dazu beitragen, Fragen nach dem Zusammenhang zwischen sensorischem Input, kortikaler Verarbeitung sowie später stattfindender Wahrnehmungsinterpretation und -bewertung sowie den darauf folgenden Handlungskonsequenzen zu beantworten. Von einem bereits auf perzeptueller Ebene angesiedelten Bias bzw. einer Fehlverarbeitung relevanter Hinweisreize im Sinne eines dysfunktionalen Blickverhaltens, ist anzunehmen, dass sie adaptive Reaktionsweisen und funktionales Handeln erheblich erschweren. Diese weiterführende Implikation führte zur Untersuchung visueller Blickpfade im Zusammenhang mit psychischen Störungen, von denen angenommen wird, dass sie mit Besonderheiten in Wahrnehmung und Verarbeitung von Reizen einhergehen (Browning, Holmes, & Harmer, 2010; Faunce, 2002; Leppanen, 2006; Mitte, 2008).

Ursprünglich fand die Blickpfadanalyse insbesondere in der Marktforschung sowie der Analyse von Benutzeroberflächen ihre Anwendung, wobei dort sehr viel gröbere Auswertungen und Interpretationen der gewonnenen Daten üblich waren.

1.2.2 Parameter und Methodologie der Blickpfadanalyse

Grundsätzlich wird unterschieden zwischen temporären und räumlichen sowie objektbezogenen Parametern des Blickpfads. Die zentralen Parameter zur Betrachtung von Fixationen und Sakkaden seien im Folgenden nach einer methodischen Übersicht (Joos, Rötting, & Velichkovsky, 2003) grundlegend beschrieben.

Während der *Fixation* befindet sich das Auge definitionsgemäß in relativer Ruhe zum Sehobjekt, und nur während dieser Ruhephase werden Informationen aufgenommen. Die Fixationsdauer ergibt sich somit aus der Dauer zwischen Ende einer Sakkade und Beginn der darauffolgenden. Die minimale Fixationsdauer, innerhalb derer Informationen aufgenommen werden kann, liegt bei 100 Millisekunden (Karsh & Breitenbach, 1983; Young & Sheena, 1975). Da Fixationsdauer und -häufigkeit übereinstimmend verstanden werden als Indikatoren der Beanspruchung der Aufmerksamkeit und Tiefe der Informationsverarbeitung (Joos, et al., 2003; Leven, 1991; Schmidts, 2007), kann ihre Analyse im Rahmen von Blickpfaduntersuchungen als obligat erachtet werden.

Sollen diese Parameter nicht ausschließlich global, sondern differenziert für unterschiedliche Stimulusbereiche betrachtet werden, muss ein Objektbezug definiert werden. Die Berechnung objektbezogener Parameter verlangt also die Prädefinition bestimmter Stimulusbereiche, die auf ihre Relevanz für den Betrachter hin untersucht werden sollen. Die Prädefinition erfolgt mittels sogenannter Gebiete von Interesse (*areas of interest*, AOI), z.B. einzelner Objekte, Objektteile oder Objektgruppen. Dauer und Häufigkeit von Fixationen auf einem Objekt bzw. innerhalb einer AOI können absolut betrachtet werden oder relativ zu den Fixationen in anderen Bereichen desselben Stimulus. Zudem kann die Rückkehr (*backtracking*, *revisits*) zu einzelnen AOI betrachtet werden. Aus diesen Analysen lassen sich, je nach Kontext, die Interessantheit und Relevanz eines Objekts für den Betrachtet ableiten, die Effektivität der Erfassung von Informationen in dem definierten Bereich oder aber auch die Komplexität des Stimulusbereichs bzw. das Ausmaß an Herausforderung für die Informationsverarbeitung. Die Gesamtverweildauer (*dwell time*) innerhalb einer AOI ergäbe sich aus der Summe der Dauern von Fixationen und Sakkaden innerhalb der AOI und gibt über die Dauer der Informationsverarbeitung hinaus Aufschluss über die Dauer der visuellen Suche bzw. dem „Abtasten" (*scanning*) der Stimulusregion mittels sakkadierenden Augenbewegungen.

Zu bedenken gilt bei allen Parametern, dass nicht nur personenbezogene Faktoren und Fertigkeiten ihre Ausprägung beeinflussen, sondern auch Stimuluseigenschaften, insbesondere Komplexität, Aufgabenschwierigkeit und Instruktion (Huang & Pashler, 2005; Huang, Treisman, & Pashler, 2007; Rayner, Smith, Malcolm, & Henderson, 2009; Tonoya,

Matsui, Kurachi, Kurokawa, & Sumiyoshi, 2002; Velichkovsky, 1999; von Wartburg, et al., 2007).

In Blickpfadstudien aus dem klinischen Bereich wird häufig von in Relation zu einer Vergleichsgruppe „extendierten" oder „restringierten" Blickpfaden gesprochen. Von einem *restringierten* Blickpfad wird in der Literatur gesprochen, wenn der Suchbereich gegenüber einer Referenzgruppe weniger weitläufig ist und eine geringere Anzahl von Fixationen, ggf. insbesondere in als bedeutsam erachteten Stimulusarealen, beinhaltet (Gaebel, 1989; Loughland, Williams, & Gordon, 2002b; Streit, Wölwer, & Gaebel, 1997). Ein Blickpfad gilt relativ zur Vergleichsgruppe als *extendiert*, wenn er durch übermäßig lange Blickpfaddauern und -längen sowie eine erhöhte Anzahl von Fixationen, ggf. bezogen auf bestimmte Objekte, charakterisiert ist (Gaebel & Ulrich, 1987; Gaebel, Ulrich, & Frick, 1987; Kojima, et al., 1990; Streit, et al., 1997) .

Die gängigste Methode im Bereich der Eye Tracking Systeme zur Erfassung der Blickpfadparameter ist die video-basierte Hornhautreflexmethode. Hier provoziert ein Infrarotlicht eine Reflexion auf der Cornea, die bei der Augenbewegung in Relation zum Pupillenreflex gesetzt und mit einer Kamera aufgezeichnet wird (Mikasch & Haack, 1986).

1.2.3 Blickpfadanalysen bei psychotischen Störungen

Das vergleichsweise junge Forschungsfeld der klinischen Blickpfadanalyse hat sich entwickelt aus einer älteren Tradition der Untersuchung von Augenbewegungen, die sich in früherer Zeit jedoch auf weniger genaue Methoden beschränken musste. Eine Assoziation zwischen schizophrenen Erkrankungen und Dysfunktionen von Augenbewegungen wurde erstmals 1908 beschrieben (Diefendorf & Dodge, 1908). Der damals noch auf Beobachtung basierende Ansatz wurde jedoch erst in den 1970er Jahren von der Arbeitsgruppe um Philip S. Holzman wieder aufgenommen (Holzman, 1975, 2000; Holzman, Kringlen, Levy, Proctor, & Haberman, 1978; Holzman, et al., 1977; Holzman & Levy, 1977; Holzman, Levy, & Proctor, 1976; Levin, Holzman, Rothenberg, & Lipton, 1981; Levin, Jones, Stark, Merrin, & Holzman, 1982a, 1982b; Levin, et al., 1988; Lindsey, Holzman, Haberman, & Yasillo, 1978; Lipton, Frost, & Holzman, 1980; Sereno & Holzman, 1995), deren Beiträge als entscheidend und pionierhaft für die weitere Untersuchung psychophysiologischer Korrelate schizophrener

Störungen angesehen werden können. Inzwischen gelten Störungen von Blickbewegungen als vielversprechende Kandidaten für Endophänotypen der Schizophrenie (Calkins et al., 2007, Calkins and Iacono, 2000, Conklin and Iacono, 2003, Gottesman and Gould, 2003, Gur et al., 2007, Turetsky et al., 2007), die als neurophysiologisch determinierte Indikatoren visueller Aufmerksamkeit und Kognition (Just & Carpenter, 1976b) sowie Marker präfrontaler Dysfunktion (Katsanis & Iacono, 1991) einfach und in Echtzeit zu erheben sind.

Neben vielfach nachgewiesenen Abweichungen der Augenbewegungen von Patienten mit schizophrenen Störungen bei langsamen Augenfolgebewegungen (O'Driscoll & Callahan, 2008) und willkürlichen Sakkaden (Calkins, Iacono, & Ones, 2008) gegenüber gesunden Kontrollprobanden wird dank heute verfügbarer Technologien zunehmend auch das visuelle Suchverhalten im Sinne von Blickpfadanalysen gezielt untersucht (Beedie, St Clair, & Benson, 2011; Benson, Leonards, Lothian, Clair, & Merlo, 2007; Bestelmeyer, et al., 2006; de Wilde, Bour, Dingemans, Boeree, & Linszen, 2007; Gaebel, 1989; Gaebel, et al., 1987; M. F. Green, et al., 2008; M. J. Green, Williams, & Davidson, 2003; Hori, Fukuzako, Sugimoto, & Takigawa, 2002; Kojima, et al., 2001; Loughland, McCabe, Johnston, Lewin, & Carr, 2006; Loughland, Williams, & Gordon, 2002a; Loughland, et al., 2002b; Loughland, Williams, & Harris, 2004; Obayashi, Matsushima, Ando, Ando, & Kojima, 2003; M. L. Phillips & David, 1997a, 1997b, 1998; M. L. Phillips, Reveley, & David, 1995; M. L. Phillips, Senior, & David, 1998, 2000; Ryu, Morita, Shoji, Waseda, & Maeda, 2001; Streit, et al., 1997; Takahashi, Tanabe, Sakai, et al., 2008; Takahashi, Tanabe, Yara, et al., 2008; Williams, Loughland, & Gordon, 1999; Williams, Loughland, Gordon, & Davidson, 1999; Williams, Loughland, Green, Harris, & Gordon, 2003; Wölwer & Gaebel, 2001).

1.2.3.1 Blickverhalten und Wahnerleben

Ausgangspunkt der Analyse von Blickpfaden bei Psychosen bildeten Beiträge, die auf ein besseres Verständnis der Positivsymptomatik, insbesondere des paranoiden Wahns abzielten. Da sich paranoides Wahnerleben meist im interpersonellen Kontext ausgestaltet und ebenso wie Negativsymptomatik und soziales Funktionsniveau mit Fehlern in Wahrnehmung und Deutung sozialer Signale und Reize, also Beeinträchtigungen der sozialen Kognition (Bell, Tsang, Greig, & Bryson, 2009; Brune, Abdel-Hamid, Sonntag, Lehmkamper, &

Langdon, 2009; Couture, Penn, & Roberts, 2006; M. F. Green, et al., 2005; M. F. Green, et al., 2008; Marwick & Hall, 2008; Penn, Sanna, & Roberts, 2008; Sergi, et al., 2007; Shean & Meyer, 2009; Yamada, et al., 2009), in Verbindung gebracht wird, stand die Analyse von Blickverhalten bei sozial relevantem Stimulusmaterial (i.d.R. affektive Gesichtsausdrücke) von Beginn an im Vordergrund.

Vor dem Hintergrund der Annahme, dass Wahnbildung mit der gestörten Wahrnehmung bzw. Verarbeitung alltäglicher Stimuli in Verbindung steht (Arguedas, Green, Langdon, & Coltheart, 2006; Bucci, Startup, Wynn, Baker, & Lewin, 2008; Kaney, Bowen-Jones, Dewey, & Bentall, 1997; Kinderman & Bentall, 1997; Lepovic & Leposavic, 2006), sollten Blickpfadanalysen zunächst Aufschluss darüber geben, ob die für ein treffendes Verständnis von Umweltreizen relevanten Merkmale dieser Reize gar nicht erst wahrgenommen, sprich „übersehen", werden und daher nicht zu adäquaten Reaktionen beitragen können, oder aber diese Merkmale durchaus wahrgenommen, jedoch auf späteren Verarbeitungsebenen missinterpretiert werden.

An Patienten mit akutem Wahnerleben (n=7) wurde beim Betrachten menschlicher Gesichter ein gegenüber gesunden Kontrollpersonen (n=10) und nicht-wahnhaften schizophrenen Patienten (n=7) restringiertes Suchverhalten beobachtet (M. L. Phillips & David, 1997c). Zudem zeigten die Patienten mit Wahnerleben vermehrtes Betrachten irrelevanter Bildbereiche. Die Wiedererkennungsleistung in einem anschließenden Test (Auswahl des bekannten aus zwei präsentierten Gesichtern) unterschied sich jedoch nicht von den beiden Vergleichsgruppen. Die beiden Patientengruppen waren hinsichtlich Erkrankungsdauer, Ausmaß der Negativsymptomatik und Medikation vergleichbar. In einer Folgeuntersuchung (M. L. Phillips & David, 1998) an Patienten mit (n=6) und ohne (n=5) Wahnerleben sowie gesunden Vergleichspersonen (n=9) konnten die Autoren die Ergebnisse replizieren. Im Hinblick auf mögliche Erklärungsbeiträge zum Phänomen der Wahnbildung mutmaßen die Autoren, dass die restringierten Blickpfade eine Tendenz zur voreiligen Entscheidungsfindung auf Basis geringerer Informationsgrundlage, den sogenannten *jumping to conclusions reasoning bias* (Freeman, Pugh, & Garety, 2008), bei Patienten mit wahnhaftem Erleben repräsentieren könnten (M. L. Phillips, et al., 1995). Die Beobachtung, dass Patienten mit Wahnerleben signifikant häufiger unbedeutende Merkmalsbereiche von Gesichtern fixierten, also häufiger z.B. Stirn und Kinn betrachteten oder gar den neutralen

Hintergrund, als das für Gesichtserkennung typisch angesehene inverse Dreieck zwischen Augen, Nase und Mund (Noton & Stark, 1971a), spricht für Defizite der Informationsverarbeitung bereits auf früher perzeptueller Ebene. Gaebel und Ulrich allerdings beobachteten an 20 Patienten mit teilremittierten paranoid-halluzinatorischen Psychosen gegenüber gesunden Kontrollpersonen *erhöhte* Fixationshäufigkeiten beim Betrachten von Zeichnungen interaktioneller Szenen (Gaebel, et al., 1987).

Phillips und David ließen sich in einer weiteren Untersuchung von der Hypothese leiten, dass die Entwicklung des paranoiden Wahns mit selektiver Aufmerksamkeit auf bedrohliche Reize assoziiert ist. Es wurden Abbildungen sozialer Szenen mit neutralen, bedrohlichen und mehrdeutigen Handlungen der Akteure gezeigt (M. L. Phillips & David, 1997a). Die Erwartung, dass Patienten mit paranoidem Wahnerleben (n=12) gegenüber gesunden Personen (n=15) und nicht-wahnhaften Patienten (n=10) alle Szenen übermäßig nach potentiell oder offenkundig bedrohlichen Hinweisen absuchen würden, konnte bestätigt werden. Patienten mit paranoidem Wahnerleben betrachteten insgesamt weniger Bildbereiche, jedoch speziell diejenigen mit mutmaßlich bedrohlichem Gehalt häufiger. Dieser Bias dürfte mutmaßlich auch in der oben genannten Studie zu interaktionellen Szenen von Gaebel eine Rolle gespielt haben (Gaebel, et al., 1987). Als die Probanden in einem weiteren Trial gebeten wurden, sich speziell auf bedrohliche Aktivitäten zu konzentrieren, um den angenommenen Aufmerksamkeits-Bias zu induzieren, unterschieden die Gruppen sich nicht mehr. Weitere Analysen an einer geringfügig größeren Stichprobe legten nahe, dass die genannten Unterschiede besonders bei mehrdeutigen Abbildungen zu Tage treten (M. L. Phillips & David, 1998). Andernorts wurde das übermäßige visuelle Suchen akut wahnhafter Patienten (n=11) bei bedrohlichen Stimuli jedoch nicht beobachtet (Freeman, Garety, & Phillips, 2000) bzw. an Stichproben ähnlicher Größe eher ein „Vermeiden" bedrohlicher Bereiche im Sinne einer geringeren Fixationshäufigkeiten in entsprechenden Bildbereichen konstatiert (M. J. Green, et al., 2003; M. L. Phillips, et al., 2000). Eine weitere Autorengruppe beobachtete keine Zusammenhänge zwischen Psychopathologie und Blickpfadparametern (Williams, Loughland, & Gordon, 1999), wofür auch ein bislang erster Hinweis auf die Stabilität der Blickpfaddevianzen im Krankheitsverlauf spricht (Streit, et al., 1997).

Die Befundlage zu Zusammenhängen von Blickpfadcharakteristika mit wahnhaften Symptomen kann aufgrund der heterogenen Befunde, die mutmaßlich durch methodische Rahmenbedingungen wie etwa geringe Stichprobengrößen und Unterschiede von Stimulusmaterial und experimentellen Paradigmen erklärbar sind, nicht abschließend beurteilt werden. Neben diesen methodischen Aspekten mögen auch nicht berücksichtigte Drittvariablen zu divergierenden Befunden beigetragen haben. Diesbezügliche Überlegungen seien im Folgenden näher betrachtet.

1.2.3.2 Blickverhalten, soziale Kognition und funktionelle Defizite

Ausgeprägte Einschränkungen sozialer Funktionen sind ein charakteristischer Bestandteil der Schizophrenie und haben erhebliche Auswirkungen auf die Lebensqualität der Patienten (Häfner, et al., 1995; Ruhrmann, Paruch, et al., 2008; Sorgaard, et al., 2001). Bereits Kraepelin wies auf bezeichnende Einbußen in der sozialen Funktionsfähigkeit und Anpassung im Rahmen der Erkrankung hin (Kraepelin, 1903), und im Diagnostischen und Statistischen Manual der American Psychiatric Association werden soziale Dysfunktionen zu den diagnostischen Hauptkriterien gezählt (APA, 2000). Zudem konnte in retrospektiven Studien bei Patienten mit einer erstmanifesten schizophrenen Psychose gezeigt werden, dass eine Reduktion der sozialen Rollenerfüllung in der Mehrzahl der Fälle schon Jahre vor den die Diagnose leitenden Positivsymptomen nachweisbar ist (Häfner, et al., 1999; Häfner, et al., 1995). In Hochrisikostudien erwiesen sich soziale Leistungseinbußen überdies als prädiktiv für den späteren Übergang in eine Psychose (Addington, et al., 2004; Häfner, et al., 1995; Ruhrmann, Schultze-Lutter, Salokangas, et al., 2010; Yung, et al., 2004). Soziale Funktionseinbußen haben sich auch über die Transition hinaus als prognostisch bedeutsam erwiesen, wobei ein ungünstiger Einfluss auf die Langzeitprognose konstatiert werden musste (Häfner & an der Heiden, 2008). Insbesondere aufgrund der Tatsache, dass funktionelle Einbußen in hohem Maße unzureichend auf antipsychotische Behandlung ansprechen (Bond, et al., 2004; Hamilton, et al., 2000; Rosenheck, et al., 2006), sind Faktoren, die zur Entstehung und Aufrechterhalten dieser schwerwiegenden Krankheitsfolgen im Rahmen der Schizophrenie beitragen, nach wie vor Gegenstand intensiver Forschung. Unter anderem wird heute angenommen, dass der Zusammenhang zwischen neurokognitiven Einbußen und sozialen Defiziten durch Beeinträchtigungen der sozialen Kognition moderiert wird (Addington, et al., 2010; Brune, et al., 2009). Abgeleitet aus der unter 1.1.3.2 bereits eingeführten Definition der sozialen Kognition als funktionales Zusammenspiel von Enkodierung, Verarbeitung, Speicherung und Abruf sozial relevanter Informationen (Adolphs, 1999; M. F. Green, et al., 2005), können Charakteristika visueller Blickpfade konzeptualisiert werden als Operationalisierung der sozialen Kognition und gehören somit zu den potentiellen Determinanten des Funktionsniveaus. Das Funktionsniveau selbst wurde jedoch in bisherigen Studien zum Blickverhalten nicht direkt erhoben. Vielmehr wurden verschiedene experimentelle Aufgaben, die als indikativ für sozialkognitive Fertigkeiten erachtet werden, mit Blickpfadparametern in Verbindung gebracht. Entsprechende Befunde seien im Folgenden skizziert.

In Paradigmen zur Identifikation affektiver Gesichtsausdrücke wurden an 65 Patienten mit Schizophrenien und 61 gesunden Kontrollpersonen in Bezug auf sozialkognitive Leistungen differentielle Beobachtungen in Abhängigkeit der affektiven Valenz der Gesichtsausdrücke gemacht (Loughland, et al., 2002b; Williams, Loughland, & Gordon, 1999). Hinsichtlich der korrekten Identifizierung der Gesichtsausdrücke zeigten sich bei den Patienten gegenüber den Kontrollpersonen Defizite bei fröhlichen und neutralen Gesichtsausdrücken, nicht aber bei traurigen. Ein korrespondierender Befund wurde auch von anderen Autoren an einer unabhängigen Stichprobe berichtet (Freeman, et al., 2000). In Bezug auf die Blickpfadparameter zeigten Patienten mit schizophrenen Psychosen über alle Stimuli hinweg gegenüber Kontrollpersonen eine geringere Fixationshäufigkeit bei erhöhter Fixationsdauer, eine kürzere Blickpfadlänge und geringere Distanzen zwischen einzelnen Fixationen. Regionale Analysen zeigten, dass die Patienten nur bei traurigen Gesichtsausdrücken verstärkt relevante Merkmale fixierten, nicht jedoch bei fröhlichen und neutralen Ausdrücken, bei denen sich eine Gleichverteilung der Fixationen in relevanten und irrelevanten Bereichen, also ein Ausdruck mangelnder salienzbezogener Aufmerksamkeitsausrichtung, zeigte. Die Autoren mutmaßten, dass diese Abweichungen mit der Missattribution positiver und negativer Affekte, die bei Patienten mit Psychosen zu beobachten sind, in Verbindung stehen könnten. Erstmals wurde hier explizit auf die potentielle Moderation sozialen Interaktionsverhaltens durch visuelle Blickpfade hingewiesen. Die gleiche Autorengruppe beobachtete auch, dass die Abweichungen des Blickverhaltens schizophrener Patienten mit steigender Aufgabenschwierigkeit markanter werden und geringfügige Zusammenhänge zwischen Blickpfadcharakteristika und

Subsyndromen nach Liddle (Liddle, 1987) bestehen, wobei höhere *Verarmung der Psychomotorik*, welche auch Affektverflachung beinhaltet, mit restringierten Blickpfadmerkmalen, insbesondere einer Vernachlässigung relevanter Bereiche fröhlicher Gesichter, einherging, und höhere *Desorganisation* mit extendierten Blickpfaden (Williams, Loughland, Gordon, et al., 1999). Bereits Liddle wies auf eine Assoziation der beiden Syndrome mit geringerem psychosozialen Funktionsniveau hin, was für das dritte Syndrom, die *Realitätsverzerrung*, welches in der skizzierten Studie nicht mit dem Blickverhalten assoziiert war, nicht in gleichem Maße zutreffen sollte (Liddle, 1987). Auch andernorts fanden sich an 38 Patienten mit schizophrenen Psychosen Bezüge zwischen Blickpfadparametern beim Betrachten abstrakter Stimuli (Rorschach-Abbildungen) auf der einen sowie Negativsymptomatik und Desorganisation auf der anderen Seite. Diese Zusammenhänge wurden als bereits perzeptuell beobachtbarer Ausdruck einer beeinträchtigten Fähigkeit zur Extraktion relevanter Informationen aus dem Datenstrom und einer erhöhten kognitiven Inflexibilität beim Problemlösen interpretiert (Minassian, Granholm, Verney, & Perry, 2005; Minassian & Perry, 2003).

Hier kann gemutmaßt werden, dass der Zusammenhang zwischen Funktionsniveau und negativer respektive desorganisierter Symptomatik den Anschein einer Beziehung zwischen Symptomatik und Blickverhalten erweckt hat, also eine Konfundierung vorliegt, was auch die unter 1.2.3.1 genannten heterogenen Befunde teilweise erklären mag.

Ein alternatives Paradigma zur Erfassung sozialkognitiver Leistungen stellt die Inferenz mentaler Zustände anderer Personen in sozialen Interaktionssituationen dar. Hier zeigten 24 schizophren erkrankte Patienten gegenüber 26 gesunden Kontrollpersonen ein restringiertes Absuchen von Kontextinformationen und weniger akkurate Einschätzungen der mentalen Zustände abgebildeter Personen (M. J. Green, Waldron, Simpson, & Coltheart, 2008). Mögliche Bezüge zu Symptomclustern bzw. Subgruppen der heterogenen Patientengruppe wurden hier nicht berichtet.

Phillips und David fanden keine Bezüge zwischen atypischen Blickpfaden und reduzierten Leistungen in der Identifikation affektiver Gesichtsausdrücke (M. L. Phillips & David, 1997c, 1998), sodass die Befundlage auch hier nicht eindeutig ist.

1.2.3.3 Blickverhalten und Neurokognition

Wölwer und Gaebel (Wölwer & Gaebel, 2001) konnten in verschiedenen Studien zeigen, dass die bekanntermaßen schlechteren Leistungen von Patienten mit schizophrenen Psychosen gegenüber gesunden Kontrollpersonen im Trail Making Test zur Erfassung präfrontaler Funktionen wie Aufmerksamkeit, Arbeitsgedächtnis und kognitive Flexibilität zumindest teilweise durch ineffiziente visuelle Suchstrategien zu erklären sein könnten. Untersuchte Patienten zeigten verlängerte Planungs- bzw. Suchphasen und eine reduzierte Fähigkeit der parallelen Koordination von visuellen Suchphasen und visuomotorischer Verbindung der Targets. Ähnliche Hinweise auf ineffiziente perzeptuelle Prozesse fanden sich in einer anderen Autorengruppe an 20 Patienten mit einer ersten psychotischen Episode bei der Bearbeitung des Exekutivtests „Tower of London" bzw. „Turm von Hanoi" (Huddy, et al., 2007), wobei die Einschränkungen hier, mutmaßlich aufgrund des frühen Erkrankungsstadiums, weniger breit waren.

Einen Hinweis darauf, dass die Restriktion des Blickverhalten bei Patienten als Ausdruck mangelnder Effizienz gedeutet werden kann, liefert zudem die Beobachtung, dass auch Patienten (n=20) ein ausgedehnteres Suchverhalten entwickeln, wenn sie das Stimulusmaterial länger betrachten, während klinische Vergleichspersonen (10 Patienten mit nicht-psychotischen Störungen) die Bilder schon initial breiter absuchen (Quirk & Strauss, 2001).

1.2.3.4 Blickverhalten als potentieller Endophänotyp psychotischer Störungen

Im Zusammenhang mit Blickpfaduntersuchungen kommt zunehmend auch die Frage auf, ob die bei manifest psychotischen Patienten beobachteten Abweichungen neben der Akutphase auch in anderen Krankheitsstadien sowie bei gesunden biologischen Angehörigen auftreten. Die Untersuchung dieser Populationen zielt ab auf einen Beitrag zur Beantwortung der Frage, ob Blickpfadcharakteristika einen potentiellen Endophänotyp der Schizophrenie darstellen und somit zur biologisch basierten Ergänzung der klinischen Diagnostik psychotischer Störungen kontribuieren können. Ein Endophänotyp ist definiert als interner Phänotyp, der mit biochemischen, mikroskopischen oder neurophysiologischen Messmethoden nachweisbar ist und einen direkteren Bezug zum Genotyp hat sowie einfacher genetisch determiniert ist als die Erkrankung selbst (Gottesman & Gould, 2003). Nach Gottesman und Gould sowie ergänzend Zobel und Maier (Gottesman & Gould, 2003; Zobel & Maier, 2004) sollten folgende Kriterien zur Identifikation mutmaßlicher Endophänotypen psychiatrischer Krankheitsbilder herangezogen werden: der Endophänotyp tritt in der Population gemeinsam mit der Erkrankung auf (Kriterium 1), ist stark genetisch determiniert (Kriterium 2), vorrangig unabhängig von Erkrankungsstadium bzw. Akuität (Kriterium 3) sowie von (antipychotischer) Medikation (Kriterium 4) und tritt bei biologischen Angehörigen Betroffener ohne beobachtbare Krankheitsanzeichen häufiger auf als in der Allgemeinbevölkerung (Kriterium 5). Eine wichtige inhaltliche Ergänzung des Kriteriums der Stadienunabhängigkeit ist, dass neben Akutstadium und Remission auch initiales Prodromalstadium betrachtet werden muss, also eine Evidenz des Endophänotyps bereits vor Erstmanifestation der Psychose zu zeigen sein sollte.

Wie die bisherige Übersicht zeigt, ist das Auftreten von Abweichungen im Blickverhalten im Zusammenhang mit manifesten psychotischen Störungen mehrfach beobachtet worden (Kriterium 1). Die Erblichkeit von Augenbewegungen im Allgemeinen und ihre relativ zur Erkrankung einfache genetische Determination gelten als erwiesen (Calkins & Iacono, 2000; Gur, et al., 2007; Holzman, et al., 1977) (Kriterium 2). Im Folgenden seien die weiteren Kriterien psychiatrischer Endophänotypen für das Blickverhalten im Sinne der visuellen Suche hinsichtlich der derzeitigen Befundlage dargestellt.

Stabilität im Krankheitsverlauf (Kriterium 3)

Die beiden ersten und bislang einzigen Studien, die Blickpfade beim Betrachten affektiver Gesichtsausdrücke an denselben Patienten sowohl im akuten als auch im teilremittierten Zustand untersuchten, berichten gegenläufige Ergebnisse. Streit, Wölwer und Gaebel beobachteten bei 16 stationär behandelten Patienten keine Veränderung der Unterschiede im Blickverhalten gegenüber 18 gesunden Kontrollpersonen zwischen Zeitpunkt der Aufnahme und einer zweiten Messung nach vier Wochen (Streit, et al., 1997). Phillips und David hingegen berichten von einer Angleichung des Blickverhaltens von sechs Patienten mit wahnhaftem Erleben an das Blickverhalten von fünf schizophrenen Patienten ohne Wahnerleben und neun gesunden Kontrollpersonen in einer Retestung nach im Schnitt sechs

Wochen (M. L. Phillips, et al., 1998). Zum Vergleich beider Studien ist zunächst zu beachten, dass unterschiedliches Stimulusmaterial (Ekman-Serie vs. (M. L. Phillips, et al., 1998)) und unterschiedliche Paradigmen (Identifikation vs. Wiedererkennung) verwendet wurden. Die Stichproben unterschieden sich zudem neben der grundsätzlichen Zusammensetzung im Hospitationsstatus, wobei bei Streit ausschließlich stationär, bei Phillips und David sowohl stationär als auch ambulant behandelte Patienten untersucht wurden. Bei Streit (Streit, et al., 1997) erlebte die Mehrzahl der Patienten ihre erste psychotische Episode und, soweit aus den publizierten Angaben nachvollziehbar, insgesamt eine geringere mittlere Krankheitsdauer als die Stichprobe von Phillips und David. Das Alter war in beiden Studien vergleichbar, wobei Streit die gesunde Kontrollgruppe nach Alter, Geschlecht und Bildung angepasst hatte, Phillip und David nur nach dem Alter. Mögliche Einflüsse der neuroleptischen Medikation konnten in beiden Studien ausgeschlossen werden. Streit und Mitarbeiter verwendeten zur Einschätzung der Positivsymptomatik die Brief Psychiatric Rating Scale (BPRS). Initialer Mittelwert war 30.5, was einer milden Ausprägung entspricht (Leucht, et al., 2005). Bei Phillips und David wurden der Wahn-Score sowie der Gesamtscore abzüglich des Wahn-Scores (also ein Summenscore für akustische Halluzinationen und formale Denkstörungen) der Scale for the Assessment of Positive Symptoms (SAPS) verwendet. Hier lag der Mittelwert für die Patientengruppe zum ersten Messzeitpunkt für Wahn bei 3.7 (moderat) und für andere Positivsymptome bei 4.2. Die Patientengruppe ohne Wahnerleben hatte einen durchschnittlichen Wahn-Score von 1.6 und einen mittleren Score für andere Positivsymptome von 1.2. Aufgrund unterschiedlicher Rating-Verfahren ist ein direkter Vergleich der initialen Positiv-Symptomatik erschwert, vor dem Hintergrund des divergierenden Hospitationsstatus kann jedoch gemutmaßt werden, dass die Patienten bei Streit zum Zeitpunkt der ersten Messung stärker beeinträchtigt waren als die Patienten bei Phillips und David. Hinsichtlich der Negativsymptomatik sind beide Studien gut vergleichbar, da beide die Scale for the Assessment of Negative Symptoms verwendeten. Bei Streit lag der mittlere Score initial bei 9.9, bei Phillips und David bei 7.3 für Patienten mit, bei 5.4 für Patienten ohne Wahnerleben. In beiden Studien fand keine signifikante Reduktion der Negativsymptomatik zwischen beiden Messzeitpunkten statt, zu beiden Untersuchungszeitpunkten war die Stichprobe von Streit jedoch höher negativsymptomatisch belastet. Auch hier ist aufgrund begrenzter Studienanzahl und heterogener Ergebnissen noch keine gesicherte Beantwortung der Frage nach einer

Abhängigkeit des Blickverhaltens von der Akuität möglich. Aufgrund methodischer Vorzüge mag die Studie von Streit jedoch die richtungsweisendere sein.

Im Hinblick auf das mutmaßlich prodromale Stadium psychotischer Erkrankungen, stellt die im zweiten Teil der Promotionsschrift vorgestellte eigene empirische Untersuchung die erste Studie zum Blickverhalten von Personen mit klinisch erhöhtem Psychoserisiko dar. Hier konnten bereits im mutmaßlichen Prodromalstadium Blickpfaddevianzen beobachtet werden.

Einfluss antipsychotischer Medikation (4)

Der Einfluss antipsychotischer Medikation auf das Blickverhalten wurde in den meisten in der hier referierten Studien kontrolliert und in keinem Fall als wesentlich konstatiert. Eine fokussierte Untersuchung medikamentöser Effekte wurde jedoch bislang nur in einer Studie vorgenommen (Williams, et al., 2003). Von 28 ambulant behandelten Patienten mit chronischen schizophrenen Psychosen wurden 15 Personen mit Risperidon und 13 Personen mit Haloperidol behandelt. Die gesunde Vergleichsgruppe (n=28) war hinsichtlich Alter, Geschlecht und Bildung an die Patientengruppe angepasst. Die klinischen Subgruppen waren ebenfalls weitgehend hinsichtlich demographischer Merkmale sowie Chlorpromazinäquivalenzdosis der Neurolepsie, Medikation aus anderen Wirkstoffklassen, Erkrankungsdauer, Anzahl stationärer Aufnahmen und Symptom-Ratings (Positive and Negative Syndrome Scale PANSS; Scale for the Assessment of Positive/Negative Symptoms SAPS/SANS) angepasst. Es lagen keine Unterschiede zwischen den Subgruppen in psychomotorischen Beeinträchtigungen vor, die potentielle Nebenwirkungen der Antipsychotika reflektieren könnten.

Bei der Betrachtung affektiver Gesichtsausdrücke zeigten beide Patientengruppen gegenüber der gesunden Vergleichsgruppe restringierte Blickpfade, vorrangig eine geringere Fixationshäufigkeit, wobei die mit Haloperidol behandelten Patienten eine zusätzliche Beeinträchtigung hinsichtlich der visuellen Aufmerksamkeitsauslenkung auf relevante Merkmale bei fröhlichen und neutralen Gesichtsausdrücken zeigte. Hier ergaben sich bei den mit Risperidon behandelten Patienten keine Unterschiede gegenüber der Kontrollgruppe. Hinsichtlich der korrekten Benennung dieser Gesichtsausdrücke wurden analoge Muster beobachtet. Eine Assoziation mit bestimmten Symptomkomplexen wurde nicht beobachtet. Die Autoren mutmaßen, dass Risperidon hinsichtlich der Aufmerksamkeit auf saliente Merkmalsbereiche und der Integration dieser Informationen im Sinne einer adäquaten Interpretation einen speziellen Effekt haben könnte, wobei das globale Blickverhalten, konsistent mit den anderen hier dargestellten Studien, nicht durch antipsychotische Medikation beeinflusst war (Williams, et al., 2003).

Die weitestgehende Unabhängigkeit der Blickpfadcharakteristika von Effekten antipsychotischer Medikation kann nach gegenwärtigem Kenntnisstand angenommen werden, wobei Risperidon einen positiven Effekt auf die salienzgerichtete visuelle Aufmerksamkeit zu haben scheint.

Beobachtbarkeit bei biologischen Angehörigen (5)

Eine erste Untersuchung an 37 erstgradigen klinisch unauffälligen Angehörigen lieferte Hinweise darauf, dass sich die Restriktion der Blickpfade beim Betrachten affektiver Gesichtsausdrücke gegenüber 61 Kontrollpersonen in attenuierter Weise auch bei biologischen Verwandten zeigt (Loughland, et al., 2004). Überraschend war die Beobachtung, dass die 65 untersuchten Patienten zwar neben der globalen Restriktion auch reduziertes visuelles Suchen in relevanten Merkmalsbereichen aufwiesen, die Angehörigen jedoch sowohl gegenüber den Kontrollpersonen als auch gegenüber den schizophrenen Patienten eine deutlichere Reduktion der visuellen Aufmerksamkeit auf relevante Gesichtsbereiche zeigten. Die wiederholt an Patienten mit schizophrenen Psychosen beobachteten restringierten Blickpfade und die Vermeidung salienter Merkmalsbereiche ließen sich also auch bei Angehörigen beobachten, wobei ein differenziertes Muster von Attenuierung und Extension der Abweichungen evident wurde (Loughland, et al., 2004). Ein störender Einfluss des signifikant höheren Alters der Angehörigengruppe gegenüber Patienten- und Kontrollgruppe dürfte hier eine Rolle gespielt haben. In einer weiteren Untersuchung zum familiären Vorkommen von Blickpfadabweichungen (Loughland, et al., 2006) an 24 schizophren erkrankten Patienten, zehn erstgradigen Angehörigen von Patienten und zehn gesunden Kontrollpersonen ohne positive Familienanamnese wurde die Aufgabenschwierigkeit variiert, indem die Valenz von Gesichtsausdrücken erkannt werden sollte, wobei die Gesichter zunächst durch Kästchen verdeckt waren, die sukzessive entfernt werden sollten bis eine Identifikation möglich war. Sowohl Patienten als auch Angehörige benötigten mehr „freie Sicht" als Kontrollpersonen, um das Gesicht zu identifizieren. Auch zeigten sich hier wieder restringierte Blickpfade sowohl bei Patienten als auch bei Angehörigen, wobei die Restriktion am markantesten bei Gesichtern war, die Überraschung ausdrückten (Loughland, et al., 2006).

Ein späterer Replikationsversuch einer anderen Autorengruppe konnte bei gesunden Angehörigen keine Auffälligkeiten gegenüber gesunden Vergleichspersonen beobachten (de Wilde, et al., 2007). Die Inkongruenz der Ergebnisse dürfte auf variierende Stichproben- und Stimuluscharakteristika zurückzuführen sein.

Auch hier ist die Befundlage bis dato umschrieben, Hinweise auf die Häufung von Blickpfaddevianzen in den Familien schizophren erkrankter Personen liegen jedoch vor.

1.2.3.5 Spezifität von Blickpfaddevianzen für psychotische Störungen

In einer Spezifitätsstudie mit einer standardisierten Serie affektiver Gesichtsausdrücke an ambulanten Patienten mit Schizophrenie (n=65), uni- und bipolaren affektiven Störungen (n=52) und gesunden Kontrollpersonen (n=61) wird berichtet, dass die an Schizophrenie erkrankten Patienten Abweichungen im Blickverhalten im Sinne restringierter Blickpfade zeigten, während die Patienten mit affektiven Störungen sich in globalen Parametern nur von der Schizophrenie-, nicht aber von der Kontrollgruppe unterschieden (Loughland, et al., 2002a). Regionale Analysen zeigten jedoch, dass die Patienten mit affektiven Störungen im Vergleich mit den gesunden Kontrollpersonen geringere Aufmerksamkeit auf relevante Merkmalsbereiche richteten, wobei die Abweichung noch markanter ausgeprägt war als bei Schizophrenie-Patienten. Gegenüber den Kontrollgruppen wiesen die Patienten der Schizophreniegruppe zudem Schwierigkeiten in der korrekten Erkennung positiver und neutraler Gesichtsausdrücke auf. Mögliche Einflüsse von Alters- und Geschlechtsunterschieden zwischen den Gruppen konnten weitestgehend ausgeschlossen werden. Ein Gruppenunterschied hinsichtlich der medianen Distanzen zwischen Fixationen wurde jedoch auf Altersunterschiede zwischen den Gruppen zurückgeführt, wobei beide Patientengruppen signifikant älter waren als die gesunde Vergleichsgruppe. Generelle

Alterseffekte im Sinne einer Verlangsamung müssen bei der Untersuchung von Blickpfaden in Betracht gezogen werden (Bono, et al., 1996; Carter, Obler, Woodward, & Albert, 1983; Tedeschi, et al., 1989). Die Autoren mutmaßten, dass die auch andernorts (M. J. Green, et al., 2008; Loughland, et al., 2002b; M. L. Phillips, et al., 1995; Williams, Loughland, & Gordon, 1999) bei affektivem Bildmaterial beobachteten globalen Restriktionen des Blickverhaltens bei Patienten mit Schizophrenien ein tiefer verwurzeltes, trait-basiertes Defizit darstellen, während die umschriebenen und spezifischen Abweichungen bei affektiven Störungen eher als ein episoden-gebundenes Phänomen zu verstehen sind, welches begleitend mit dysphorer Stimmung auftritt und möglicherweise den Schweregrad indizieren könnte.

Eine weitere Studie zur Spezifität der Blickpfaddevianzen verglich 22 Patienten mit bipolaren und 19 Patienten mit schizophrenen Störungen sowie 37 gesunde Kontrollpersonen beim Betrachten sowohl sozial relevanter (Gesichter) als auch sozial irrelevanter Stimuli (Landschaften, Fraktale, Rauschmuster) (Bestelmeyer, et al., 2006). Patienten mit schizophrenen Störungen zeigten unabhängig vom Stimulusmaterial die bereits andernorts beobachteten restringierten Blickpfade und unterschieden sich hinsichtlich temporärer Blickpfadparameter nicht von den Patienten mit bipolaren Störungen. Abweichungen in räumlichen Parametern hingegen zeigten sich bei schizophrenen Patienten unabhängig vom Stimulusmaterial, bei den bipolar erkrankten Patienten nur bei sozial relevanten Stimuli. Die Autoren vermuten daher eine Spezifität der regionsbezogenen Blickpfadabweichungen für die Schizophrenien im Sinne stimulusübergreifender Devianzen, während temporäre Charakteristika mutmaßlich unspezifisch für die Art der psychischen Störung sein könnten, wobei hier anzumerken ist, dass insbesondere für die Gruppe der Schizophrenien und bipolaren Störungen gemeinsame „Psychose-Endophänotypen" angenommen werden (G. Thaker, 2008; G. K. Thaker, 2008). Die Beobachtung, dass Blickpfaddevianzen nicht ausschließlich bei Material von sozialer Relevanz auftreten, wurde von einer anderen Autorengruppe repliziert (Benson, et al., 2007). Diese Gruppe zeigte im Rahmen der gleichen Untersuchung zudem, dass restringierte Blickpfade auch bei Personen mit cannabisinduzierten Psychosen zu beobachten sind, wobei diese zusätzlich Auffälligkeiten in der Streuung der Fixationen in relevanten Merkmalsbereichen aufwiesen, die bei Patienten mit nicht-substanzinduzierten Psychosen nicht auftraten (Benson, et al., 2007).

1.2.4 Ansätze zur therapeutischen Modifikation des Blickverhaltens

Die zumindest an den größeren Stichproben der hier berichteten Studien wie auch in weiteren Beiträgen (Gessler, Cutting, Frith, & Weinman, 1989; Heimberg, Gur, Erwin, Shtasel, & Gur, 1992; Novic, Luchins, & Perline, 1984; Walker, McGuire, & Bettes, 1984) berichteten Schwierigkeiten von Patienten mit schizophrenen Störungen in der korrekten Zuordnung von emotionalen Valenzen zu Gesichtsausdrücken, bietet einen möglichen Zugang zur Verbesserung des psychosozialen Funktionsniveaus schizophren erkrankter Personen. Da auf dem Gebiet der Blickpfadanalysen konsistent Abweichungen der perzeptuellen Annäherung an diese sozial relevanten Stimuli beobachtet werden, scheint eine Beeinflussung der sozialen Kognition und Performanz und damit eine Steigerung der Lebensqualität Betroffener über eine Modifikation des Blickverhaltens vielversprechend.

Ein erster Trainingsansatz, der auch Blickpfadanalysen miteinbezieht, visiert durch die Umlenkung der visuellen Aufmerksamkeit auf saliente Merkmalsbereiche eine Remedeation der sozialen Wahrnehmung an. Preliminäre Daten aus einem Training von zehn ambulant behandelten Patienten zeigen eine signifikante Verbesserung der adäquaten Benennung und Identifikation affektiver Gesichtsausdrücke sowie eine Angleichung der visuellen Aufmerksamkeitsauslenkung an die gesunde Kontrollgruppe (Russell, et al., 2006). In einer Folgeuntersuchung (Russell, Green, Simpson, & Coltheart, 2008) wurden 40 nach klinischen und demographischen Merkmalen weitgehend balancierte Patienten mit schizophrenen und schizoaffektiven Störungen randomisiert dem speziellen Remedeations-Training, dem „Micro-Expression Training Tool" METT (n=26), und einer aktiven Kontrollgruppe (n=14) zugeordnet. Das METT wird computerisiert durchgeführt. Ein Eingangsvideo zeigt paarweise Abbildungen (Matsumoto & Ekman, 1988) der häufig verwechselten Emotionen Ärger/Ekel, Verachtung/Freude, Angst/Überraschung und Angst/Traurigkeit in Zeitlupe. Die entscheidenden Unterschiede in den Gesichtsausdruckspaaren werden gegenübergestellt und verbal erläutert (z.B. wird auf die Rundung der Lippen bei Überraschung gegenüber ihrer Anspannung bei Angst hingewiesen). Im Anschluss kann der Teilnehmer das Video beliebig lange in normalem Spieltempo anschauen, um die Informationen zu konsolidieren. Danach werden in 25 Durchläufen erst ein neutraler Gesichtsausdruck, dann eine sehr kurze Einspielung einer Emotion („Mikro-Expressionen" mit 0.25 ms Dauer) und danach wieder ein neutraler Ausdruck präsentiert. Der Teilnehmer soll jeweils aus einer sichtbaren Liste die zur

Mikro-Expression passende Emotion auswählen. Bei einer falschen Auswahl wird die entsprechende Mikro-Expression noch einmal präsentiert. Nach dieser Trainingseinheit wird das Eingangsvideo mit neuen Gesichtsausdrücken wiederholt. Die aktive Kontrollgruppe durchlief die gleiche Prozedur nur ohne verbale Erläuterungen und Feedback. Unmittelbar nach dem Training sowie eine Woche später war die Benennungsleistung in der METT-Gruppe signifikant verbessert, in der Kontrollgruppe nicht. Die Fixationsanzahl in relevanten Merkmalsbereichen war vor dem Training mit der Benennungsleistung assoziiert und unmittelbar nach dem Training unterschieden sich die Gruppen signifikant in diesem Blickpfadparameter, wobei die METT-Gruppe eine erhöhte Anzahl entsprechend funktionaler Fixationen aufwies. Nach einer Woche war der Unterschied nur noch auf einem Trendlevel beobachtbar (Russell, et al., 2008). Die Nachhaltigkeit bedürfte also dringlicher Verbesserung. Hier mag eine Rolle spielen, dass ein hoch genetisch determiniertes Merkmal mit mutmaßlichen Biomarker-Eigenschaften eine sehr viel intensivere und prolongiertere Intervention mit fortlaufenden Booster-Sitzungen verlangen dürfte. Einschränkend sind zudem die signifikant höhere Ausprägung der Negativsymptomatik in der aktiven Kontrollgruppe sowie unterschiedliche Geschlechtsverteilung in beiden Gruppen, die nicht kontrolliert wurden, zu beachten.

1.3 Zielsetzung der eigenen empirischen Arbeit

Obgleich die Analyse von Blickpfaden im Rahmen klinischer Fragestellungen ein relativ junges Forschungsgebiet ist, zeigen die dargestellten Befunde, dass sie einen vielversprechenden Ansatzpunkt für Modellierung, Diagnostik und Therapie der schizophrenen Psychosen bieten kann. Devianzen wurden für Patienten wiederholt festgestellt, im Allgemeinen in Form restringierter Blickpfade. Diese sind mutmaßlich mit Einschränkungen der sozialen Kognition und somit des sozialen Funktionsniveaus assoziiert und wahrscheinlich diagnostisch wertvoll im Sinne eines potentiellen Endophänotyps psychotischer Störungen. Die vorgestellten Befunde bedürfen jedoch Ergänzung und Replikation, um praktisch nutzbar gemacht werden zu können.

Eine wichtige Ergänzung stellt die Untersuchung mutmaßlicher Prodromalstadien psychotischer Störungen dar. Zum einen würde eine Übertragung der Befunde an Patienten mit manifesten psychotischen Störungen auf Personen mit klinisch erhöhtem Psychoserisiko einen wichtigen Beitrag zur Prüfung des Potentials von Blickpfaddevianzen als Endophänotyp psychotischer Störungen liefern. Zum anderen sind die sozialen Funktionseinbußen, die bei psychotischen Störungen einen Großteil der negativen Krankheitsfolgen darstellen und unzureichend auf bisherige Therapien ansprechen, bereits vor der Erstmanifestation alarmierend stark ausgeprägt (Addington, et al., 2008; Cornblatt, et al., 2007; Done, et al., 1994; Häfner & an der Heiden, 1999; Häfner, et al., 1995; Hans, Auerbach, Asarnow, Styr, & Marcus, 2000; Jones, et al., 1994). Klinische Risikoanzeichen für die Entwicklung einer Psychose sind daher nicht allein als mutmaßliche Prodromalstadien zu verstehen, sondern für sich betrachtet krankheitswertige Störungen der psychischen Gesundheit (Ruhrmann, Schultze-Lutter, & Klosterkotter, 2010; Woods, Walsh, Saksa, & McGlashan, 2010). Aus diesem Grunde werden zunehmend kognitiv-verhaltenstherapeutische Behandlungsprogramme zur Anwendung im Risikostadium entwickelt, die von den Erweiterungen, die sich aus Blickpfadanalysen ableiten lassen, profitieren könnten. Ziel der im Folgenden dargestellten empirischen Untersuchung war daher die erstmalige Exploration des Blickverhaltens bei Personen mit klinisch erhöhtem Psychoserisiko.

Diese Untersuchung ergänzt bisherige Befunde zum Blickverhalten bei psychotischen Störungen in zweierlei Hinsicht. Zum einen konnte die Stadienunabhängigkeit von Blickpfaddevianzen bislang nur für Akutphase und Remission, nicht aber für mutmaßliche Prodromalstadien nachgewiesen werden. Somit trägt die eigene Untersuchung zur Prüfung des Potentials von Blickverhalten als Endophänotyp der Psychosen bei. Zum anderen ist die Bedeutung des Blickverhaltens für das Funktionsniveau nach wie vor unklar. Da bei bisher unzureichenden medikamentösen Beeinflussungsmöglichkeiten der psychosozialen Defizite psychotisch erkrankter Menschen die Aufklärung möglicher Determinanten des Funktionsniveaus und damit die Identifikation von Zielvariablen psychologischer Interventionen eine wesentliche Voraussetzung für eine Optimierung von Behandlungserfolgen darstellt, erscheint die nähere Untersuchung der Zusammenhänge von Blickverhalten und Funktionsniveau lohnenswert. Die im Folgenden präsentierte Untersuchung prüft neben den Zusammenhängen des Blickverhaltens mit mutmaßlichen experimentellen Indikatoren des Funktionsniveaus (Identifikation emotionaler Gesichtsausdrücke) auch seine Bezüge zur Einschätzung des sozialen und

Rollenfunktionsniveaus durch klinische Beurteiler und erweitert auch auf diese Weise bisherige Ansätze.

Ziele der Studie waren also zusammenfassend: erstmals zu explorieren, ob 1) das Blickverhalten bereits bei Personen mit klinisch erhöhtem Psychoserisiko gegenüber gesunden Vergleichspersonen atypisch ist; ob 2) das Blickverhalten von Personen mit erhöhtem Psychoserisiko dem von Patienten mit kürzlicher Manifestation einer psychotischen Störung gleicht und ob 3) das Blickverhalten von Personen mit klinisch erhöhtem Psychoserisiko und Schizophrenie-Patienten mit sozialem und Rollenfunktionsniveau assoziiert ist. Zu diesen Zwecken wurden die visuellen Blickpfade genannter Gruppen während der Betrachtung standardisierter affektiver Gesichtsausdrücke in einem Paradigma zur Identifikation des emotionalen Gesichtsausdrucks aufgezeichnet. Emotionale Gesichtsausdrücke wurden verwendet, weil sie das am Häufigsten verwendete Stimulusmaterial in bisherigen Studien zum Blickverhalten bei Patienten mit manifesten Psychosen darstellen (Beedie, et al., 2011), sodass eine gewisse Vergleichbarkeit der Befunde gegeben ist. Neben dem sozialen und Rollenfunktionsniveau wurden demographische Variablen, psychiatrische Symptome, aktuelle Befindlichkeit, kognitive Verarbeitungsgeschwindigkeit und die Tendenz zum voreiligen Schlussfolgern (*jumping to conclusions bias*) erhoben und auf ihre Bezüge zum Blickverhalten hin geprüft.

2. METHODEN UND MATERIALIEN

Die vorliegende Untersuchung ist Teil einer Pilot-Studie zu Störungen sozialer Perzeptionsprozesse bei Psychosen. Die größer angelegte Hauptuntersuchung wird derzeit von der Deutschen Forschungsgemeinschaft gefördert (RU 859/2-1).

Die Untersuchung wurde von der Ethikkommission der Medizinischen Fakultät der Universität zu Köln genehmigt.

2.1 Stichprobe

Es wurden 20 ambulante Patienten mit klinisch erhöhtem Psychoserisiko (RISK) rekrutiert, die sich in den Jahren 2009 und 2010 im Kölner Früherkennungs- und Therapiezentrum für psychische Krisen (FETZ) an der Klinik und Poliklinik für Psychiatrie und Psychotherapie des Klinikums der Universität zu Köln vorgestellt haben. Drei Datensätze mussten aufgrund instabiler Blickpfadaufzeichnungen bei bestehendem Astigmatismus oder schwerer Sehbeeinträchtigung von den Analysen ausgeschlossen werden, sodass 17 RISK-Personen in die Auswertung eingeschlossen wurden (17.6% weiblich, medianes Alter 23.0 [Spannweite 18-39], mediane Schulbesuchsjahre 13.0 [Spannweite 9.0-13.0]).

Zwanzig stationär behandelte Patienten mit Schizophrenien (SZ) wurden aus fortlaufenden Zuweisungen zur Klinik für Psychiatrie und Psychotherapie des Universitätsklinikums zu Köln rekrutiert. Zwei Patienten mussten aufgrund von visuellen Defekten aus den Analysen ausgeschlossen werden, sodass letztlich 18 Patienten eingeschlossen wurden (35.3% weiblich, medianes Alter 29.0 [Spannweite 20-40], mediane Schulbesuchsjahre 13.0 [Spannweite 10.0-13.0])

Zwanzig gesunde Kontrollpersonen (GK) wurden mittels Anzeigen an öffentlichen Orten (Universität, Arbeitsagentur etc.), in Online-Portalen und dem Intranet des Universitätsklinikums rekrutiert (35.3% weiblich, medianes Alter 24.0 [Spannweite 18-47], mediane Schulbesuchsjahre 13.0 [Spannweite 9.0-13.0]). Jede Person aus der GK-Gruppe erhielt 30 € Aufwandsentschädigung für ihre Teilnahme.

Abgesehen von einem signifikanten Altersunterschied zwischen RISK und SZ (Z = -2.2, p < .05), unterschieden die drei Gruppen sich hinsichtlich der aufgeführten demographischen Charakteristika nicht.

2.1.2 Einschlusskriterien

Die generellen Einschlusskriterien umfassten die schriftliche Einverständniserklärung, normale oder korrigierte Sicht und Alter zwischen 18 und 50 Jahren.

Die Personen der RISK-Gruppe mussten zudem während der dem Einschluss vorausgegangenen drei Monate etablierte Kriterien eines klinisch erhöhten Psychoserisikos erfüllt haben. Dies sind die Ultra-high risk Kriterien (UHR) (L. J. Phillips, et al., 2000; Yung, et al., 1998) und/oder das Basissymptomkriterium „cognitive disturbances" (COGDIS) (Ruhrmann, Schultze-Lutter, et al., 2008; Schultze-Lutter, Ruhrmann, et al., 2007). Eine nähere Erläuterung der Risikokriterien findet sich unter 1.1.4.1 und 1.1.4.2. Innerhalb der RISK-Gruppe erfüllten 13 Personen die UHR-Kriterien, davon waren 12 Personen von attenuierten Positivsymptomen (APS) betroffen (sieben von diesen erfüllten darüber hinaus das Basissymptom-Kriterium) und eine Person wurde aufgrund des Vorliegens eines familiengenetischen Risikos in Kombination mit einem Funktionsverlust in die Studie eingeschlossen. Vier weitere RISK-Patienten erfüllten das Basissymptom-Kriterium, ohne zugleich die UHR-Kriterien zu erfüllen. Transiente psychotische Symptome (das BLIPS-Kriterium) lagen bei keinem Patienten der RISK-Gruppe vor. Fünf Patienten der RISK-Gruppe wurden mit niedrigdosierten Antipsychotika der zweiten Generation behandelt (eine Person mit Olanzapin, eine mit Aripiprazol, eine mit Perazin und zwei mit Risperidon).

Die Patienten der SZ-Gruppe mussten die DSM-IV-TR-Kriterien einer Schizophrenie erfüllen (APA, 2000). Siebzehn der 18 Patienten wurden syndromal dem paranoid-halluzinatorischen Subtyp der Schizophrenie zugeordnet, einer dem desorganisierten. Fünfzehn Patienten waren erstmals an einer psychotischen Episode erkrankt, drei wurden aufgrund einer zweiten oder dritten Episode behandelt (die mittlere Dauer der Psychose betrug 12.35±21.76 Monate; 75% der Patienten waren vor ≤ 13.25 Monaten erstmals erkrankt, 50% vor ≤ 6 Monaten). Vierzehn SZ-Patienten waren über mindestens vier Wochen mit einer stabilen Dosis eines Antipsychotikums der zweiten Generation behandelt (sechs Personen mit Aripiprazol, sechs mit Quetiapin, eine mit Olanzapin und eine mit Paliperidon), drei SZ-Patienten nahmen ausschließlich Lorazepam ein, einer ausschließlich Citalopram.

2.1.3 Ausschlusskriterien

Die generellen Ausschlusskriterien umfassten die Einnahme von Lithium, Diazepam, Phenytoin, Methadon und Barbituraten aufgrund von deren Effekten auf das visuelle System (Griffiths, Marshall, & Richens, 1984). Darüber hinaus definierten den Ausschluss majore Sehbeeinträchtigungen, die Anamnese einer Erkrankung mit Beeinträchtigung des zentralen Nervensystems inklusive medizinischer Zustände nach cranialem Trauma, Substanzmissbrauch oder –abhängigkeit innerhalb der letzten drei Monate vor Studieneinschluss sowie auch kürzlicher Substanzkonsum.

Spezifische Ausschlusskriterien für die Probanden der GK-Gruppe war das Vorhandensein einer derzeitigen oder lebenszeitlichen psychiatrischen Diagnose sensu DSM-IV-TR (APA, 2000), das Vorhandensein von APS, BLIPS, COGDIS oder eines erstgradigen Verwandten mit einer psychotischen Störung sowie ein signifikanter selbstberichteter Hinweis auf das Vorliegen einer Persönlichkeitsstörung im Dimensional Assessment of Personality Pathology – Basic Questionnaire (W.J. Livesley & Jackson, 2009), operationalisiert als Wert oberhalb einer Standardabweichung über der Referenzgruppe auf mindestens einer der Sekundärdimensionen Emotionale Dysregulation, Dissoziales Verhalten, Gehemmtheit oder Zwanghaftigkeit.

Ein spezifisches Ausschlusskriterium für die RISK-Gruppe war die Lebenszeit-Diagnose einer psychotischen Störung gemäß DSM-IV-TR mit einer Dauer von über sieben Tagen. Eine schizotype Persönlichkeitsstörung durfte vorliegen, sollte dann jedoch innerhalb der letzten 12 Monate symptomatisch zugenommen haben (siehe auch Tabelle 2).

2.2 Erhebungsinstrumente

Die Studiendokumentation umfasste demographische Charakteristika (Alter, Geschlecht, Schuljahre[1]), die medizinische Vorgeschichte sowie die Einnahme von Substanzen. Die Sehschärfe wurde mittels Landolt-Ringen erfasst.

2.2.1 Erfassung der UHR-Kriterien

Die UHR-Kriterien wurden mit dem eigens zu diesem Zweck konstruierten und international verbreiteten *Structured Interview for Prodromal Syndromes SIPS* (McGlashan, et al., 2001; Miller, et al., 2003) erfasst. Das SIPS erlaubt die strukturierte Erhebung des Vorhandenseins und des Schweregrades von fünf Positivsymptomen, sechs Negativsymptomen, vier desorganisierten und vier generellen Symptomen auf einer 7-stufigen Rating-Skala. Strukturell angelehnt an die etablierte *Positive and Negative Syndrome Scale PANSS* (Kay, Fiszbein, & Opler, 1987), erlaubt das SIPS jedoch eine feinere Differenzierung der Symptomatik im Bereich attenuierter Positivsymptome. Die PANSS wurde insbesondere zur Beschreibung der Stichprobe schizophrener Patienten zusätzlich erhoben. Das Einschlusskriterium des Vorliegens von APS gilt bei einem Score von mindestens 3 („mäßig") und maximal 5 („schwer, aber nicht psychotisch") auf einem der Items der Positivskala als erfüllt. Das Einschlusskriterium des Vorliegens von BLIPS verlangt ein Rating von 6 („schwer und psychotisch") auf einem der Items der Positivskala, wenn zudem das Zeitkriterium einer Dauer von unter sieben Tagen erfüllt ist. In die Analysen einbezogen wurden der Summenscore der Positiv- und der Negativskala sowie ein Summenscore für die Anzahl von Positiv-Items, die definitionsgemäß ausgeprägt waren (,APS-Score'). Durch die integrierte *Global Assessment of Functioning Scale GAF* (APA, 2000) sowie ein Screening der Familienanamnese und der DSM-IV-Kriterien der Schizotypen Persönlichkeitsstörung, erfasst das SIPS das Einschlusskriterium ‚Psychoserisikofaktor plus Funktionsverlust' als dritten Bestandteil der UHR-Kriterien.

---

[1] Anzahl von Schulbesuchsjahren abzüglich wiederholter Klassen

2.2.2 Erfassung des Basissymptom-Kriteriums

Prädiktive kognitive Basisstörungen (COGDIS) wurden mit dem semi-strukturierten *Schizophrenia Proneness Instrument – Adult version SPI-A* (Schultze-Lutter, Addington, et al., 2007) erfasst. Das SPI-A wurde basierend auf der *Bonn Scale for the Assessment of Basic Symptoms BSABS* (Gross, Klosterkötter, & Linz, 1987) empirisch entwickelt zur gemeinsamen Verwendung mit dem SIPS (McGlashan, et al., 2001) und der PANSS (Kay, et al., 1987), um eine umfassende Einschätzung der gesamten symptomatischen Spannbreite psychotischer Störungen zu ermöglichen, von frühen subjektiven Prodromalsymptomen über präpsychotisches hin zu manifest psychotischem Erleben (Schultze-Lutter, Addington, et al., 2007). Auch im SPI-A findet sich daher die 7-stufige Ratingskala, die das Vorhandensein und den Schweregrad von insgesamt 55 Basissymptomen aus den Bereichen ‚Affektiv-dynamische Störungen', ‚Kognitive-attentionale Erschwernis', ‚Kognitive Störungen', ‚Störungen des Selbst- und Fremderlebens', ‚Körperwahrnehmungsstörungen' und ‚Wahrnehmungsstörungen' erfasst. Die Schweregraderfassung basiert in erster Linie auf der Häufigkeit des Auftretens. Bisherige Hinweise sprechen für zufriedenstellende psychometrische Eigenschaften des SPI-A (Gross, Stassen, Huber, & Klosterkötter, 1990; Picker, 2007; Schultze-Lutter, Addington, et al., 2007).

Das COGDIS-Kriterium gilt als erfüllt, wenn mindestens zwei der neun in Tabelle 3 aufgeführten ausschließlich kognitiven Basissymptome innerhalb der letzten drei Monate einen Score von mindestens 3 erreichen und mindestens zwölf Monate vor Erhebung erstmals aufgetreten sind. In die statistischen Analysen einbezogen wurde ein Summenscore aus der Anzahl in diesem Sinne die Kriteriendefinition treffender kognitiver Basissymptome (‚COGDIS-Score').

2.2.3 Erfassung und Diagnose psychiatrischer Störungen

Die deutsche Version des strukturierten *International Neuropsychiatric Interview M.I.N.I.* (Lecrubier, Weiller, & Hergueta, 1999), erweitert um die Sektionen ‚Schizophrenie' (Sheehan, Janays, & Baker, 2006b), ‚Spezifische Phobie' (Sheehan, Janays, & Baker, 2006a) und ‚Somatoforme Störungen' (Sheehan, et al., 2006a) wurde verwendet, um jeden Probanden standardisiert hinsichtlich des Vorliegens gemäß DSM-IV-TR definierter Störungsbilder zu untersuchen. Das M.I.N.I. ist ein kurzes (15-20 Minuten Erhebungsdauer) strukturiertes diagnostisches Interview, welches 1990 von amerikanischen und europäischen Klinikern zur Stellung von ICD-10- und DSM-IV-TR-Diagnosen entwickelt wurde. Die mit dem M.I.N.I. gestellten Diagnosen erwiesen sich im Vergleich mit SKID-I- und CIDI-Diagnosen sowie klinischer Experteneinschätzung als valide und ökonomisch (Lecrubier, et al., 1999; Sheehan, et al., 2006a, 2006b).

2.2.4 Erfassung des sozialen und Rollenfunktionsniveaus

Um vermutete Assoziationen zwischen Blickverhalten und funktionellen Defiziten zu prüfen, wurden das soziale sowie das Rollenfunktionsniveau mit den komplementären Skalen *Global Functioning Social/Role Scale GF: Social / GF: Role* erhoben (Cornblatt, et al., 2007). Es handelt sich um zwei Skalen inklusive Interviewleitfaden, entwickelt in Anlehnung an die etablierten Ratings Global Assessment of Functioning Scale, GAF (APA, 2000), und Social and Occupational Functioning Assessment Scale, SOFAS (Morosini, Magliano, Brambilla, Ugolini, & Pioli, 2000), die ein globales Rating des sozialen (Peer-Beziehungen, Peer-Konflikte, altersadäquate intime Beziehungen, familiäre Beziehungen) und Rollenfunktionsniveaus (Leistungen in Schule, Arbeit oder Haushalt, Selbständigkeit der Rollenerfüllung) ermöglichen. Die wichtigsten Weiterentwicklungen gegenüber GAF und SOFAS bestehen in der parallelen Betrachtung differenter Funktionsaspekte, der Beachtung von Alter und Krankheitsphase und gegenüber der GAF in der Vermeidung einer Konfundierung mit psychopathologischen Symptomen. Die jeweils detailliert verankerten Scores reichen von 1 (extreme soziale Isolation / Rollendysfunktion) bis 10 (überragendes interpersonelles / Rollenfunktionsniveau). Erste Evaluationen im Rahmen der North American Prodromal Longitudinal Study (NAPLS) (Addington, et al., 2007) weisen auf einen prädiktiven Wert, v.a. des sozialen Funktionsniveaus, für den Übergang in die Psychose hin und ergaben sehr gute Interrater-Übereinstimmungen von mindestens 0.75. Die konvergente Validität gegenüber etablierten Ratings und die diskriminante Validität gegenüber desorganisierten und generellen Symptomen konnte gezeigt werden (Cornblatt, et al., 2007).

2.2.5 Erfassung möglicher Kovariaten

Um potentiell konfundierende Depressivität, aktuelle Befindlichkeit, Verarbeitungsgeschwindigkeit und die Tendenz zum voreiligen Schlussfolgern („jumping to conclusions reasoning bias') zu kontrollieren, wurden folgende Operationalisierungen gewählt:

Depressive Symptome wurden mit dem gut etablierten *Beck Depressions Inventar BDI-II* (Hautzinger, Keller, & Kühner, 2006) erhoben. Das BDI-II schätzt Vorhandensein und Schwere depressiver Symptome in Übereinstimmung mit den Kriterien eines depressiven Syndroms nach DSM-IV-TR. Für den deutschen BDI-II ergaben sich in verschiedenen gesunden und klinischen Stichproben sehr gute Interne Konsistenzen (.89 $\geq$ Cronbach's $\alpha \leq$ .92), die eine Verwendung des Summenwerts als Maß der Depressionsschwere rechtfertigen. Zahlreiche Befunde über korrelative Zusammenhänge bestätigen die konvergente und diskriminante Konstruktvalidität (Arnarson, Olason, Smari, & Sigurethsson, 2008; Besier, Goldbeck, & Keller, 2008; Buckley, Parker, & Heggie, 2001; Kuhner, Burger, Keller, & Hautzinger, 2007; Seignourel, Green, & Schmitz, 2008; Whisman, Perez, & Ramel, 2000). Der potentielle Einfluss negativer Stimmung und depressiver Verarbeitung auf die visuelle Informationsverarbeitung erforderte die Erfassung depressiver Symptomatik als Kontrollvariable (Eizenman, et al., 2003; Gasper & Clore, 2002; Lee, et al., 2007; Voitsekh, 1980).

Die aktuelle Befindlichkeit wurde dreidimensional auf jeweils einer eigenentwickelt visuellen Analogskala (VAS) erfasst. Unmittelbar vor der Untersuchung wurden die Teilnehmer gebeten, ihre aktuelle Stimmung (von 0 = „sehr schlecht" bis 100 = „sehr gut"), ihre aktuelle Wachheit (von 0 = „sehr müde" bis 100 = „sehr wach") und ihre aktuelle Anspannung (von 0 = „sehr entspannt" bis 100 = „sehr angespannt") mittels einer Markierung auf dem Strahl anzugeben.

Die Informationsverarbeitungsgeschwindigkeit wurde mit dem gut etablierten *Trail Making Test TMT A/B* (Reitan, 1959) erfasst. Der TMT erfasst kognitive Verarbeitungsgeschwindigkeit und exekutive Kontrolle, die als mutmaßliche Endophänotypen der Schizophrenie gelten (Snitz, Macdonald, & Carter, 2006) und möglicherweise das Blickverhalten beeinflussen. Informationsverarbeitungsgeschwindigkeit und exekutive Kontrolle sind im TMT durch Aufgaben zur Koordination visueller Aufmerksamkeit und motorischer Geschwindigkeit (Auge-Hand-Koordination) operationalisiert. In Version A des Tests sollen die auf einem Blatt Papier randomisiert angeordneten Zahlen 1-25 mit einem Stift möglichst schnell in korrekter Reihenfolge verbunden werden. In Version B müssen die Zahlen 1-13 und die Buchstaben A-L alternierend in korrekter Reihenfolge miteinander verbunden werden.

In kognitiven und neurobiologischen Modellen der Schizophrenie wird angenommen, dass fehlerhafte Interpretationen abnormer Erlebnisse einen kritischen Faktor in der Entwicklung der Erkrankung darstellen und maßgeblich beeinflusst werden durch die Tendenz, Rückschlüsse auf Basis weniger Informationen zu treffen (Freeman, et al., 2004; Freeman, Garety, & Kuipers, 2001; Freeman, Garety, Kuipers, Fowler, & Bebbington, 2002; Freeman, et al., 2000; Freeman, et al., 2006; Garety & Freeman, 1999). Diese Besonderheit des schlussfolgernden Denkens, im Sinne eines kognitiven Stils, wurde bei Patienten mit Schizophrenie und auch bei Personen mit erhöhtem Psychoserisiko gezeigt (Broome, et al., 2007; Freeman, et al., 2006; Startup, Freeman, & Garety, 2008) und es liegt nahe zu vermuten, dass auch die Einschätzung sozialer Situationen möglicherweise durch die Tendenz nur wenige Hinweise zur Deutung heranzuziehen tangiert ist, weshalb sie in der vorliegenden Studie kontrolliert wurde. Operationalisiert wurde sie mit der von Broome in diesem Sinne beschriebenen Kugelaufgabe (Broome, et al., 2007). Im Rahmen der Kugelaufgabe verfolgen die Probanden eine Reihe von Kugeln, die aus zwei (Durchgänge A und B) bzw. drei (Durchgang C) Gefäßen mit unterschiedlichen Verhältnissen verschieden farbiger Kugeln gezogen worden sein sollen. Die Schwierigkeit steigt dabei von Durchgang zu Durchgang. Während Durchgang A zwei Gefäße mit Kugeln zweier verschiedener Farben im Verhältnis 85:15 bzw.15:85 präsentiert, zeigt Durchgang B zwei Gefäße mit zwei verschieden farbigen Kugeln im Verhältnis 60:40 bzw. 40:60, und Durchgang C drei Gefäße mit dreierlei verschieden farbigen Kugeln im Verhältnis 44:28:28, 28:44:28 bzw. 28:28:44. Die Probanden sind instruiert die Kugelfolge zu beobachten bis sie sich so sicher wie möglich sind, aus welchem Gefäß die Kugeln entstammen und sich dann für das subjektiv wahrscheinlichste Gefäß zu entscheiden (Broome, et al., 2007).

2.2.6 Ausschluss von Persönlichkeitsstörungen in der gesunden Vergleichsstichprobe

Indikatoren für das Vorliegen einer Persönlichkeitsstörung wurden mit dem *Dimensional Assessment of Personality Pathology – Basic Questionnaire DAPP-BQ* (W.J. Livesley & Jackson, 2009) erhoben. In 290 Items beschreibt der Proband auf einer 5-stufigen Likert-Skala inwieweit beschriebene Erlebnis- und Verhaltensweisen den eigenen entsprechen. Der DAPP-BQ wurde kombiniert deduktiv-induktiv entwickelt und erfasst in komprehensiver Weise 18 Basis-Persönlichkeitseigenschaften sowie vier faktorenanalytisch abgeleitete, ihnen zugrunde liegende Dimensionen höherer Ordnung (Emotionale Dysregulation, Dissoziales Verhalten, Gehemmtheit und Zwanghaftigkeit). Die Struktur konnte sowohl für die Original- als auch die deutsche Version in klinischen und nichtklinischen Stichproben konsistent nachgewiesen werden und ist kongruent mit in Zwillingsstudien identifizierten umweltbezogenen, genetischen und phänotypischen Faktoren (W. J. Livesley, Jang, & Vernon, 1998; Pukrop, Gentil, Steinbring, & Steinmeyer, 2001). Zudem werden in einer Stichprobe mit Patienten mit Diagnose einer Persönlichkeitsstörung erwartungskonforme Zusammenhänge mit der Anzahl erfüllter Kriterien der im *Strukturierten Klinischen Interview für das DSM-IV, Achse II* (Wittchen, Zaudig, & Fydrich, 1997) abgefragten Störungen berichtet (Pukrop, et al., 2001). Überdies wurde gezeigt, dass mittels DAPP-BQ zwischen gesunden Personen, Patienten mit einer Borderline-Persönlichkeitsstörung und Patienten mit anderen Persönlichkeitsstörungen unterschieden werden kann (Pukrop, 2002). Die Gültigkeit der dimensionalen Erfassung von Persönlichkeitspathologie kann somit angenommen werden. Retest-Reliabilitäten der Originalversion liegen zwischen $r_{tt\,(3\,Wochen)}$ = .81 bis .93 (W. J. Livesley, et al., 1998), was die Annahme der Erhebung stabiler Eigenschaften stützt.

2.3 Apparatur und Stimulusmaterial

Die Aufzeichnung der visuellen Blickpfade wurde mit einem Eye Tracker der Firma Sensomotoric Instruments SMI, Modell iView X^{TM} Hi-Speed System, vorgenommen. Das video-basierte System zeichnet mit einer Abtastrate von 500 Hz und einem Auflösungsfehler von unter 0.2° die durch ein Infrarotlicht provozierten retinalen und cornealen Reflexionen auf. Die räumliche Auflösung beträgt 0.01°, die Verarbeitungslatenz liegt unterhalb von 0.5 ms.

Das präsentierte Stimulusmaterial wurde einer etablierten Serie standardisierter emotionaler Gesichtsausdrücke (Karolinska-Institutet, 1998) entnommen. Präsentiert wurden 36 Abbildungen affektiver Gesichtsausdrücke, die hinsichtlich Geschlecht, Winkel (frontal, Halbprofil, Vollprofil) und affektiver Valenz (fröhlich, traurig, neutral) balanciert waren, um eine Kontrolle dieser Variationen zu gewährleisten. Jedes Bild wurde für 2000 ms auf einem Computermonitor in einem Betrachtungswinkel von ±30° horizontal und ±45° vertikal in einer Entfernung des Probanden vom Bildschirm von 50 cm eingeblendet. Die Stimuluspräsentation wurde mittels der Software Presentation® realisiert (Version 13.1, www.neurobs.com).

2.4 Experimentelles Paradigma

Vor der Eye Tracking Untersuchung wurden die Studiendokumentation, die medizinische Anamnese sowie die klinischen Interviews inklusive der Einschätzung des sozialen und Rollenfunktionsniveaus erhoben. Je nach klinischem Bild erforderte diese Exploration zwischen 1,5 und 3 Stunden. Teilnehmer der GK-Gruppe füllten zudem den DAPP-BQ aus, dessen Bearbeitung je nach Lesegeschwindigkeit zwischen einer halben und einer Stunde erfordert. Bei erfüllten Einschlusskriterien wurde in einem separaten Termin das Eye Tracking Paradigma durchgeführt.

Im Rahmen der Eye Tracking Untersuchung wurden die Teilnehmer gebeten, nach jedem Bild die affektive Valenz des gezeigten Gesichtsausdrucks einzuschätzen, indem sie eine von drei Maustasten drücken sollten, die den Bewertungen „fröhlich", „traurig" und „neutral" entsprachen. Um die Zuordnung der Maustasten einzuüben, wurde zuvor ein Übungsdurchlauf durchgeführt. Um das Übungsmaterial deutlich vom Experimentalmaterial abzugrenzen, sodass sichergestellt war, dass lediglich die Maustastenzuordnung, nicht aber die Aufgabe an sich eingeübt wurde, wurden zur Übung stilisierte Strichgesichter („Smileys") verwendet. Die Untersuchung fand in einem Speziallabor für neurophysiologische Untersuchungen statt, welches kontrollierte Untersuchungsbedingungen hinsichtlich

Schallschutz, Beleuchtung und Klimatisierung gewährleistet. Die Durchführung des Eye Tracking Paradigmas dauerte weniger als fünf Minuten.

Im Anschluss an die Aufzeichnung der Blickpfade wurden der TMT A/B sowie die Kugelaufgabe durchgeführt, was etwa 20 Minuten in Anspruch nahm.

2.5 Datenanalysen

Für jedes Bild wurden die Blickpfadparameter mittels der zum iView X System gehörigen Software BeGaze Version 2 (Sensomotoric Instruments, Teltow) sowie mittels durch einen Diplom-Mathematiker mit Matlab 7.7 (Mathworks, Ismaning) entwickelten Algorithmen extrahiert.

Für die differenzierte Analyse salienter Stimulusbereiche wurde die Augenregion als relevantes Merkmal (*area of interest, AOI*) prädefiniert. Dies begründete sich darin, dass die Augenregion sich bei gesunden Personen als informativster Bereich für die Interpretation von Gesichtsausdrücken erwiesen hat (Holmes, Richards, & Green, 2006; Walker-Smith, Gale, & Findlay, 1977). Ungeachtet ihrer Größe enthielt jede AOI die gleichen Gesichtsmerkmale, namentlich beide Augen sowie den Raum zwischen den Augen.

Für die Analysen wurden folgende Parameter extrahiert: *globale Fixationsdauer* (Millisekunden) und *globale Fixationshäufigkeit* (Anzahl), also Dauer und Häufigkeit der Fixationen auf dem gesamten Bild, unabhängig von der Lokalisation der Fixation auf dem Bild, sowie *AOI-bezogene Fixationsdauer* und *AOI-bezogene Fixationshäufigkeit*, die *Anzahl der Fixationen zurück in die AOI von außerhalb der AOI* (sogenanntes *backtracking* oder *revisiting*). Von dem letztgenannten Parameter wurde angenommen, dass er einen möglichen Indikator einer (ineffizienten) Rückversicherung bezüglich bereits erschlossener Informationen darstellen könnte (Gilchrist & Harvey, 2000; Klein & Macinnes, 1999; McCarley, Wang, Kramer, Irwin, & Peterson, 2003). Darüber hinaus wurde ein *Verhältnisparameter* berechnet, der die Gesamtverweildauer (Fixationen und Sakkaden) innerhalb der AOI der Gesamtverweildauer in für die Bearbeitung der Aufgabe irrelevanten Merkmalsbereichen außerhalb des inversen Dreiecks um Augen, Nase und Mund (*white space*) gegenübergestellt. Dieser Koeffizient sollte eine Abschätzung der Zielgerichtetheit des

Blickverhaltens ermöglichen, indem er quantifiziert, ob Informationen in salienten und nicht-salienten Bildbereichen in unterschiedlichem Ausmaß gesucht (Sakkaden) und gesammelt (Fixationen) werden.

In Bezug auf die Einschätzungen der Gesichtsausdrücke wurden Trefferraten (in %) berechnet. Ein Treffer war definiert als die Einschätzung eines fröhlichen Gesichtsausdrucks als fröhlich, die eines traurigen als traurig und die eines neutralen als neutral.

2.6 Statistische Auswertungen

Aufgrund der Stichprobengröße wurden non-parametrische Prozeduren angewandt.

Da die drei affektiven Valenzen (fröhlich, traurig, neutral) innerhalb des Paradigmas balanciert worden waren, wurden die Gruppenvergleiche über die Valenzen hinweg aggregiert berechnet.

Nachdem in einem ersten Schritt eine Kruskal-Wallis einfaktorielle Rang-Varianzanalyse zum Vergleich der Blickpfadparameter zwischen den Gruppen RISK, SZ und GK durchgeführt wurde, wurden post hoc Mann Whitney U-Tests berechnet.

Für signifikant zwischen den Gruppen differierende Blickpfadparameter wurden zur Kontrolle potentieller Kovariaten unter Verwendung der Spearman Rangkorrelation Bezüge zwischen Blickpfadparametern und demographischen Variablen, psychopathologischen Ratings, BDI, TMT und der Leistung in der Kugelaufgabe berechnet. Auch zur Prüfung der Zusammenhänge zwischen Blickverhalten und sozialem bzw. Rollenfunktionsniveau sowie den Trefferraten in der Identifikation affektiver Gesichtsausdrücke wurden Spearman Rangkorrelationen berechnet.

Da die Studie explizit explorativen Charakter hat, wurde auf die Adjustierung für multiples Testen verzichtet. Berichtet werden Signifikanzen auf dem Niveau $\alpha \leq .05$.

Alle Analysen wurden mit der Statistik-Software SPSS Inc. PASW Statistics für Windows Version 18 durchgeführt.

3. ERGEBNISSE

3.1 Blickpfadparameter

Zur Illustration der Beschaffenheit der Blickpfadparameter in der gegebenen Untersuchung, sind in **Abbildung 3** beispielhaft individuelle visuelle Blickpfade dargestellt. Die Ergebnisse der Rang-Varianzanalyse indizierten signifikante Gruppenunterschiede für die AOI-bezogene Fixationsdauer (Chi-Quadrat = 8.31, df = 2, p < .02), die AOI-bezogene Fixationshäufigkeit (Chi-Quadrat = 9.87, df = 2, p < .01), die *Anzahl der Fixationen zurück in die AOI von außerhalb der AOI*, (Chi-Quadrat = 9.30, df = 2, p < .01) und das *Verhältnis der Gesamtverweildauer innerhalb und der AOI und in nicht-salienten Bereichen* (Chi-Quadrat = 9.65, df = 2, p < .01). Die *globale Fixationsdauer* und *–anzahl* unterschied sich nicht signifikant zwischen den Gruppen (Chi-Quadrat = 3.31, df = 2, p < .19; Chi-Quadrat = .89, df = 2, p < .64), sodass sie nicht in die post hoc Analysen einbezogen wurden.

Für die im Kruskal Wallis Test als zwischen den Gruppen signifikant different identifizierten Blickpfadparameter ergab sich, dass die *AOI-bezogene Fixationshäufigkeit* sowie die *Anzahl der Fixationen zurück in die AOI von außerhalb der AOI* und das *Verhältnis zwischen Fixations- und Sakkadendauer innerhalb der AOI und in nicht-salienten Bereichen* in der RISK-Gruppe signifikant geringer waren als in der GK-Gruppe. In Bezug auf die Schizophrenie-Patienten wurden die gleichen Ergebnisse beobachtet. Zusätzlich war in der SZ-Gruppe die *AOI-bezogene Fixationsdauer* gegenüber der GK-Gruppe signifikant geringer. Zwischen der RISK- und der SZ-Gruppe unterschieden die Blickpfadparameter sich nicht signifikant.

Tabelle 4 gibt einen Überblick über deskriptive Statistiken und die Ergebnisse der Mann Whitney Vergleiche der verbleibenden Blickpfadparameter.

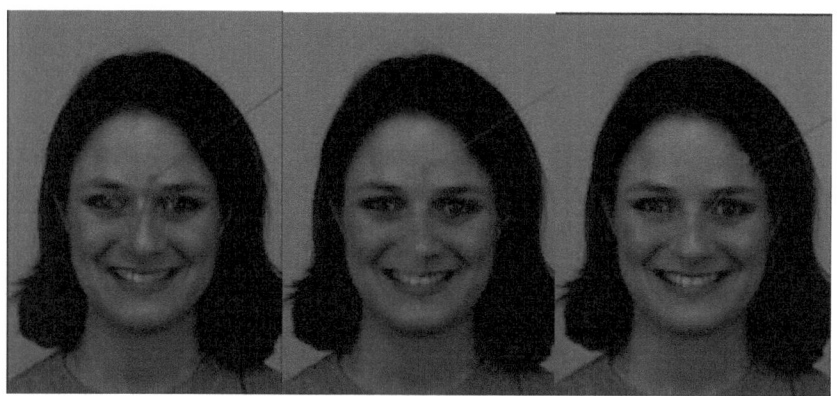

Abbildung 3. Visueller Blickpfad einer gesunden Kontrollperson, einer Person mit klinisch erhöhtem Psychoserisiko und eines Patienten mit Schizophrenie (von links nach rechts). Die Kreise indizieren Fixationen [Durchmesser markiert die Dauer], Linien indizieren Sakkaden; zur Kontrolle des Ausgangspunkts der visuellen Suche wurden Probanden instruiert ein Kreuz oben rechts am Rand des Bildschirms zu fixieren bevor jeder Stimulus erschien.

Tabelle 4. Deskriptive Statistiken und statistische Vergleiche (Mann Whitney) von Blickpfadparametern der Personen mit klinisch erhöhtem Psychoserisiko (n = 17), Patienten mit Schizophrenie (n = 18) und gesunden Kontrollpersonen (n = 20), aggregiert über die affektiven Valenzen

	GK[1]		RISK[2]		SZ[3]			GK vs. RISK	GK vs. SZ	RISK vs. SZ
	Md	Min-Max	Md	Min-Max	Md	Min-Max				
AOI[4]-bezogene Fixationsdauer[5]	592.3	118.0-1207.8	403.7	207.1-1074.3	387.9	126.5-835.4	Z	-1.7	-2.8	-1.0
							p	.09	<.01	.29
AOI[4]-bezogene Fixationshäufigkeit[6]	1.6	.0-2.8	.8	.0-3.1	.5	.1-2.2	Z	-2.4	-2.9	-.6
							p	<.02	<.01	.57
Anzahl der Fixationen zurück in die AOI[4] von außerhalb der AOI	1.2	.0-2.0	.7	.0-1.7	.4	.0-1.7	Z	-2.1	-2.9	-.6
							p	<.03	<.00	.56
Verhältnis[7] zwischen Fixations- und Sakkadendauer innerhalb der AOI[4] und in nicht-salienten Bereichen	2.1	.1-4.1	1.3	.4-3.2	1.2	.2-2.6	Z	-2.1	-3.0	-.9
							p	<.04	<.00	.37

[1] Gesunde Kontrollpersonen, [2] Personen mit klinisch erhöhtem Psychoserisiko, [3] Patienten mit Schizophrenie, [4] Area of interest (Augenregion), [5] Millisekunden, [6] Anzahl, [7] Quotient zwischen der Dauer von Fixationen und Sakkaden (Millisekunden) innerhalb der Augenregion und der Dauer von Fixationen und Sakkaden im nicht-salienten Bildbereich außerhalb des inversen Dreiecks Augen, Nase, Mund (>1 = die Verweildauer innerhalb der Augenregion ist höher als im nicht-salienten Bildbereich, 1 = Verweildauer innerhalb der Augenregion gleicht der Verweildauer im nicht-salienten Bildbereich, <1 = Verweildauer innerhalb der Augenregion ist kürzer als im nicht-salienten Bildbereich.

3.2 Affekt-Identifikationsaufgabe

SZ-Patienten erreichten gegenüber der GK-Gruppe über die Valenzen hinweg signifikant niedrigere Trefferraten, identifizierten also einen geringeren Anteil affektiver Gesichtsausdrücke korrekt. Bei differenzierter Betrachtung auf Ebene der einzelnen Valenzen ergaben sich signifikante Unterschiede für fröhliche und traurige, nicht aber neutrale Gesichtsausdrücke. Der Unterschied zwischen RISK und GK war nicht statistisch signifikant. **Tabelle 5** gibt einen Überblick über deskriptive Statistiken und die Ergebnisse der Mann Whitney Vergleiche der Trefferraten.

Tabelle 5. Deskriptive Statistiken und statistische Vergleiche (Mann Whitney) korrekter Identifikationen affektiver Gesichtsausdrücke bei Personen mit klinisch erhöhtem Psychoserisiko (n = 17), Patienten mit Schizophrenie (n = 18) und gesunden Kontrollpersonen (n = 20), aggregiert über und differenziert nach affektiven Valenzen

	GK^1		$RISK^2$		SZ^3			GK vs. RISK	GK vs. SZ	RISK vs. SZ
	Md	Min-Max	Md	Min-Max	Md	Min-Max				
Trefferrate (%) aggregiert über die Valenzen	94	78-97	89	67-97	83	78-97	z	-.34	-.63	-1.0
							p	.07	<.00	.07
Trefferrate (%) fröhlich	100	92-100	100	25-100	92	67-10	z	-.37	-.46	-.29
							p	.37	<.02	.28
Trefferrate (%) traurig	92	67-100	83	67-100	83	58-100	z	-.31	-.27	-.46
							p	.10	<.05	.86
Trefferrate (%) neutral	92	67-100	92	58-100	83	42-100	z	-.66	-.52	-1.1
							p	.28	.23	.07

[1] Gesunde Kontrollpersonen, [2] Personen mit klinisch erhöhtem Psychoserisiko, [3] Patienten mit Schizophrenie

3.3 Soziales und Rollenfunktionsniveau

Die Personen der RISK-Gruppe wurden auf der Skala *GF: Social* signifikant niedriger eingeschätzt als Personen der GK-Gruppe (MD_{RISK} = 6.0, MD_{GK} = 9.0, Z = -4.8, p < .01). Auch die Skala *GF: Role* wurde für die RISK-Gruppe signifikant niedriger eingeschätzt als für die GK-Gruppe (MD_{RISK} = 6.0, MD_{GK} = 8.5, Z = -4.8, p < .01). Auch in der SZ-Gruppe wurde die Skala *GF: Social* signifikant geringer eingeschätzt als in der GK-Gruppe (MD_{SZ} = 5.0, MD_{GK} = 9.0, Z = -5.1, p < .01), gleiches galt für die Skala *GF: Role* (MD_{SZ} = 5.0, MD_{GK} = 8.5, Z = -5.0, p < .01). RISK und SZ unterschieden sich nicht hinsichtlich der Einschätzungen auf *GF: Social* und *GF: Role*. **Abbildung 4** illustriert die beschriebenen Vergleiche.

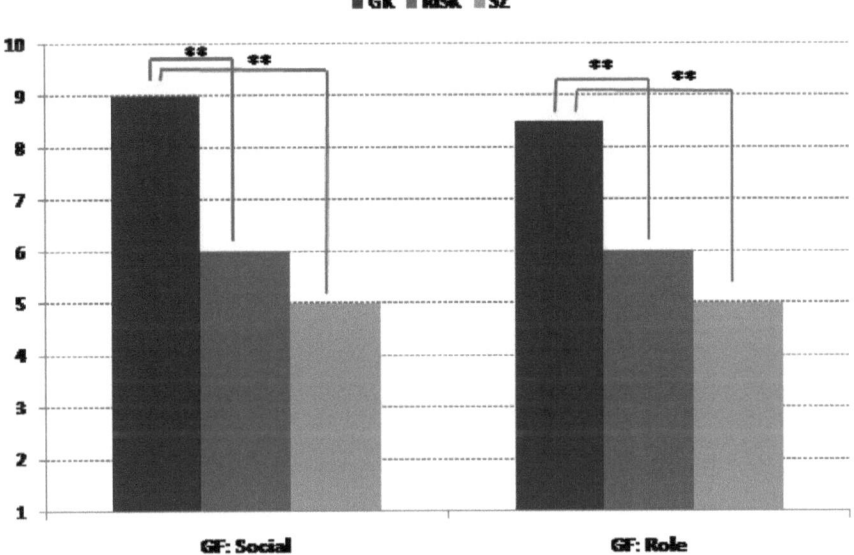

Abbildung 4. Globales soziales (*GF: Social*) und Rollenfunktionsniveau (*GF: Role*) bei gesunden Kontrollpersonen (GK), Personen mit klinisch erhöhtem Psychoserisiko (RISK) und Patienten mit Schizophrenie (SZ). ** Gruppenunterschied signifikant bei α < .01.

In der RISK-Gruppe war das *Verhältnis der Gesamtverweildauer innerhalb und der AOI und in nicht-salienten Bereichen* signifikant assoziiert mit *GF: Social* (r = .529, p < .03). In der SZ-Gruppe war *Verhältnis der Gesamtverweildauer innerhalb und der AOI und in nicht-salienten Bereichen* sowohl mit *GF: Social* (r = .263, p < .05) als auch mit *GF: Role* (r = .524, p < .05) signifikant assoziiert.

3.4 Analyse potentiell konfundierender Variablen

Weder mit demographischen Merkmalen (Alter, Geschlecht, Schuljahre), noch psychopathologischen Symptomratings (SPI-A, SIPS, PANSS), Depressivität (BDI-II), aktueller Befindlichkeit (VAS), Verarbeitungsgeschwindigkeit (TMT) und Leistung in der Kugelaufgabe ergaben sich signifikante Korrelationen mit Blickpfadparametern. Einen Überblick über deskriptive Statistiken und statistische Vergleiche der psychopathologischen Skalen, der VAS, des TMT A/B und der Kugelaufgabe geben **Tabelle 6** und **Tabelle 7**.

Tabelle 6. Deskriptive Statistiken und statistische Vergleiche (Mann Whitney) psychopathologischer Skalen und depressiver Symptome von Personen mit klinisch erhöhtem Psychoserisiko (n = 17) und Patienten mit Schizophrenie (n = 18)

	RISK[1]		SZ[2]			
	Md	Min-Max	Md	Min-Max	RISK vs. SZ	
Schizophrenia Proneness Instrument - Adult Version SPI-A						
COGDIS[3]-Score	0.0	0-5	2.0	0-7	z	-1.7
					p	.10
Structured Interview for Prodromal Syndromes SIPS						
Positive Symptome	5.5	0-19	12.0	0-22	z	-2.0
					p	<.05
Negative Symptome	9.5	4-27	15.0	2-24	z	-1.3
					p	.21
APS[4]-Score	1.0	0-3	1.0	0-3	z	-.3
					p	.77
Positive and Negative Syndrome Scale PANSS						
Positive Symptome	11.0	8-21	16.0	7-27	z	-1.9
					p	<.05
Negative Symptome	12.0	6-33	14.0	7-21	z	-.5
					p	.59
Allgemeine Psychopathologie	28.5	18-38	34.0	20-53	z	-1.9
					p	.06
Beck Depressions Inventar BDI-II[5]						
Gesamtwert	25.0	1-32	17.5	1-57	z	-.4
					p	.72

[1] Personen mit klinisch erhöhtem Psychoserisiko, [2] Patienten mit Schizophrenie, [3] BasissymptomKriterium 'Kognitive Störungen' (Summe der Anzahl entsprechender Symptome in prädiktiver Ausprägung, potentielles Maximum = 9), [4] Attenuiertes Positivsymptom Kriterium (Summe der Anzahl entsprechender Symptome in prädiktiver Ausprägung, potentielles Maximum = 5), [5] BDI-II-Gesamtwert der gesunden Kontrollpersonen war signifikant niedriger im Vergleich mit RISK und SZ (Md = 2.0 [0-12], p < .00]

Tabelle 7. Deskriptive Statistiken und statistische Vergleiche (Mann Whitney) für Informationsverarbeitungsgeschwindigkeit, Tendenz zum voreiligen Schlussfolgern und aktuelle Befindlichkeit bei Personen mit erhöhtem Psychoserisiko (n = 17), Patienten mit Schizophrenie (n = 18) und gesunden Kontrollpersonen (n = 20)

	GK[1]		RISK[2]		SZ[3]			GK vs. RISK	GK vs. SZ	RISK vs. SZ
	Md	Min-Max	Md	Min-Max	Md	Min-Max				
Trail Making Test TMT (Bearbeitungszeit in Sekunden)										
TMT-A	21.15	15.26-36.1	25.1	17.46-63.82	26.5	19.21-52.02	Z	-1.1	-2.5	-1.3
							p	.26	<.01	.20
TMT-B	54.45	36.6-98.8	65.14	38.88-122.5	73.58	42.81-154.61	Z	-1.1	.10	-.8
							p	.30	.11	.44
Kugelaufgabe (Anzahl gesehener Kugeln vor Entscheidung)										
Durchgang A[4]	4.0	1-19	5.0	1-20	6.0	1-61	Z	-.8	-1.3	-.5
							p	.46	.22	.66
Durchgang B[5]	6.0	1-68	6.0	1-24	6.0	1-20	Z	-.4	-.5	-.4
							p	.74	.65	.70
Durchgang C[6]	10.0	1-79	9.0	1-33	12.5	1-22	Z	-.6	-.5	-.1
							p	.54	.65	.96
Visuelle Analogskalen VAS für die aktuelle Befindlichkeit										
Aktuelle Stimmung[4]	74.25	44.5-96.5	46.0	1.0-96.5	46.75	1.0-88.0	Z	-2.9	-3.4	-.7
							p	<.00	<.00	.51

							Z	-2.3	-2.1	-.1
Aktuelle Wachheit[5]	61.0	5.5-98.5	30.0	12.0-87.5	36.0	.0-93.0	p	<.02	<.04	.9
Aktuelle Anspannung[6]	19.75	1.0-47.0	43.0	7.0-100.0	46.0	1.0-80.0	Z	-3.5	-3.0	-.5
							p	<.00	<.00	.63

[1] Gesunde Kontrollpersonen, [2] Personen mit klinisch erhöhtem Psychoserisiko, [3] Patienten mit Schizophrenie, [4] Zwei Gefäße mit Kugeln zweier Farben im Verhältnis 85:15 und 15:85, [5] Zwei Gefäße mit Kugeln zweier Farben im Verhältnis 60:40 [6] Drei Gefäße mit Kugeln dreierlei Farben im Verhältnis 44:28:28

4. Diskussion

In der vorliegenden Untersuchung konnten an Personen mit klinisch erhöhtem Psychoserisiko erstmals Abweichungen im Blickverhalten bei der Betrachtung sozialer Stimuli (affektive Gesichtsausdrücke) nachgewiesen werden, die denen von Patienten mit manifesten schizophrenen Störungen entsprechen. Die Entsprechung bezieht sich sowohl auf den Vergleich der Risikogruppe mit der Schizophrenie-Gruppe in der vorliegenden Untersuchung als auch auf eine Konkordanz mit früheren an schizophren erkrankten Patienten gewonnenen Befunden (Beedie, et al., 2011). Die quantifizierten Blickpfadparameter lagen in der präsentierten Untersuchung bei den Personen mit erhöhtem Risiko numerisch zwischen denen gesunder Vergleichspersonen und Patienten mit schizophrenen Störungen, wobei die beiden klinischen Gruppen signifikant von der gesunden Vergleichsgruppe abwichen, nicht aber voneinander.

Eine Restriktion der visuellen Informationsaufnahme im Sinne einer geringeren Anzahl und Dauer von Fixationen in relevanten Merkmalsbereichen (Augenregion) wurde sowohl bei Patienten, die an einer Schizophrenie leiden, als auch bei Risikopersonen beobachtet. In beiden klinischen Gruppen war das Verhältnis zwischen Fixationen und visueller Suche in salienten Merkmalsbereichen gegenüber Merkmalsbereichen ohne Informationen über den ausgedrückten Affekt nahezu gleich und signifikant geringer als in der gesunden Vergleichsgruppe. Somit stellten die visuelle Suche und Informationsaufnahme sich in den klinischen Gruppen bezogen auf die Aufgabe (Identifikation des ausgedrückten Affekts) weniger zielgerichtet dar als bei den gesunden Vergleichspersonen. Diese Restriktion war in der Gruppe schizophren erkrankter Patienten markanter ausgeprägt als in der Risikogruppe, was mutmaßlich zu der gegenüber gesunden Kontrollpersonen signifikant schlechteren Identifikationsleistung der Schizophrenie-Gruppe beigetragen hat, welche in der Risikogruppe (noch) keine statistische Signifikanz erreichte. Dem entspricht der Befund, dass nur in der Schizophrenie-Gruppe, nicht aber in der Risikogruppe, die Fixationsdauer innerhalb der Augenregion negativ mit der Rate korrekter Identifikationen korreliert war. Die Hypothese, dass Abweichungen der visuellen Informationsverarbeitungen sich dysfunktional auf die Verhaltensebene auswirken, wurde zudem dadurch gestützt, dass sowohl in der Gruppe kürzlich an Schizophrenie erkrankter Patienten als auch in der Risikogruppe die Blickpfadparameter signifikant assoziiert waren mit dem klinisch beurteilten

Funktionsniveau. Das Verhältnis zwischen der Zeit, die mir der visuellen Suche und Informationsaufnahme innerhalt salienter Merkmalsbereiche verbracht wurde, zu der Zeit, die in irrelevanten Merkmalsbereichen verbracht wurde, war signifikant korreliert mit dem sozialen Funktionsniveau, im Falle der Schizophrenie-Patienten darüber hinaus auch mit dem Rollenfunktionsniveau. Diese Beobachtung unterstreicht die Bedeutsamkeit des Blickverhaltens, also visueller Aufmerksamkeits- und Informationsverarbeitungsmuster, für den funktionellen Outcome bei psychotischen Störungen und ihren mutmaßlichen Vorläuferstadien. Darüber hinaus konnte in der vorliegenden Untersuchung bestätigt werden, dass Personen mit klinisch erhöhtem Psychoserisiko bereits funktionelle Beeinträchtigungen aufweisen, die mit denen manifest an einer Schizophrenie erkrankten Patienten vergleichbar sind. Das soziale Funktionsniveau der untersuchten Personen mit klinisch erhöhtem Psychoserisiko war charakterisiert durch Beeinträchtigungen im Sinne von zum Beispiel einer geringen Anzahl enger Freunde oder das intermittierende Auftreten bedeutsamer Konflikte mit Gleichaltrigen, Mitschülern, Kommilitonen oder Kollegen sowie durch Schwierigkeiten in der Entwicklung altersangemessener intimer Beziehungen und moderaten sozialen Rückzug im Sinne einer deutlichen Passivität in der Initiierung und Aufrechterhaltung von Kontakten. Das Rollenfunktionsniveau der Risikopersonen war gekennzeichnet durch anhaltend eher geringe Leistungen in schulischen, beruflichen oder Ausbildungskontexten, verbunden mit Diskontinuitäten in der individuellen Laufbahn und/oder Schwierigkeiten bei der selbständigen Organisation und Bewältigung des Alltags im Sinne von Haushaltsführung und Tagesstruktur, was zum Teil die Unterstützung durch Dritte notwendig macht. Die Schizophrenie-Patienten unterschieden sich qualitativ von den Risikopersonen dadurch, dass die Sozialkontakte noch reduzierter, der Rückzug noch markanter und die Rollenfunktion zum Teil temporär oder dauerhaft nicht mehr erfüllt werden konnte, eine Arbeitsstelle zum Beispiel verloren gegangen war. Die Unterschiede zwischen Risikopersonen und an Schizophrenie Erkrankten waren jedoch nicht statistisch signifikant. Von mit an Schizophrenie erkrankten Personen vergleichbaren funktionellen Defiziten bei Personen mit klinisch erhöhtem Psychoserisiko ist also auszugehen, was die jüngst explizit verdeutlichte Krankheitswertigkeit dieses Beschwerdebildes jenseits eines Transitionsrisikos einmal mehr unterstreicht (Ruhrmann, Schultze-Lutter, & Klosterkotter, 2010).

Konzeptuell kann die mangelnde Differenzierung zwischen Relevantem und Irrelevantem bzw. die defizitäre Gerichtetheit der visuellen Aufmerksamkeit bei der Betrachtung affektiver Gesichtsausdrücke in den vom Vulnerabilitäts-Stress-Bewältigungs-Modell vorgegebenen Rahmen integriert werden (Nuechterlein, 1987; Nuechterlein & Dawson, 1984). Die dort postulierte reduzierte Verarbeitungskapazität mag sich teilweise erklären aus einer ungünstigen Verteilung bestehender Kapazitäten, wie sie in der präsentierten Untersuchung bei der visuellen Suche beobachtet wurde. Ähnlich lassen sich die Befunde in die Kapursche Salienz-Hypothese (Kapur, 2003) bzw. ihre wie unter 1.1.3.3 angedeutete mögliche Weiterentwicklung einfügen. Erste Hinweise zeigen Abweichungen im dopaminergen System bereits bei Personen mit klinisch erhöhtem Psychoserisiko (Fusar-Poli, et al., 2011; Howes, et al., 2009; Simon & Umbricht, 2009; Stone, et al., 2010). Unter der Annahme, dass dysregulierte dopaminerge Aktivität zu willkürlicher Bedeutungszuschreibung für irrelevante Reize führt (Kapur, 2003), könnte sich dies auch in der Ausrichtung der visuellen Aufmerksamkeit und Informationsverarbeitung niederschlagen. Folge könnten maladaptive Reaktionen und assoziierte Einbrüche im Funktionsniveau sein. Hierin liegt möglicherweise ein verbindendes Element zwischen dopaminerger Dysregulation auf neurophysiologischer Ebene, der sozialen Kognition auf psychologischer Ebene und funktionellen Defiziten auf Verhaltenseben.

Eine alternative Interpretation der in der präsentierten Studie beobachteten reduzierten visuellen Aufmerksamkeit auf saliente Merkmalsbereiche könnte mutmaßen, dass die restringierten Blickpfade und die geringere Identifikationsleistung von Patienten eine Tendenz zum voreiligen Schlussfolgern auf Basis einer geringeren Informationsmenge reflektieren könnten. Eine Hypothese, wie sie anderenorts zur Erklärung vergleichbarer Beobachtungen formuliert wurde (M. L. Phillips, et al., 1995). Diese Hypothese erscheint vor dem Hintergrund der vorliegenden Untersuchung nicht zuzutreffen, da in der untersuchten Stichprobe die Tendenz zum voreiligen Schlussfolgern, dem *jumping to conclusions bias* (Freeman, et al., 2006; Freeman, et al., 2008) im Vergleich mit der gesunden Kontrollgruppe weder für die Schizophrenie-Patienten noch die Risikopersonen nachgewiesen werden konnte, und darüber hinaus die Leistungen in der Kugelaufgabe, einer etablierten Operationalisierung der Tendenz zum voreiligen Schlussfolgern (Broome, et al., 2007), nicht mit Blickpfadparametern assoziiert war. Die kognitive Tendenz zum voreiligen Schlussfolgern kann somit nicht zur Erklärung der berichteten Befunde herangezogen werden. Die

Beobachtung restringierter Blickpfade im Sinne einer reduzierten visuellen Aufmerksamkeit auf saliente Merkmale kann vor diesem Hintergrund eher als Ausdruck einer unzureichenden Organisiertheit und Gerichtetheit visueller Wahrnehmungsprozesse bei Schizophrenie-Patienten und Personen mit erhöhtem Psychoserisiko gedeutet werden.

Im Hinblick auf die Erforschung potentieller Endophänotypen der Schizophrenie, leistet die vorliegende Untersuchung dahingehend einen Beitrag, als sie erstmals zeigen konnte, dass Auffälligkeiten des Blickverhaltens nicht nur in der Akutphase (Beedie, et al., 2011), sondern bereits im mutmaßlichen initialen Prodromalstadium schizophrener Störungen zu beobachten sind. Dies untermauert einen früheren Einzelbefund, dass Blickpfaddevianzen über verschiedene Krankheitsstadien hinweg beobachtbar sind (Streit, et al., 1997) auch für das mutmaßliche Prodromalstadium, was ein Kriterium psychiatrischer Endophänotypen darstellt (Gottesman & Gould, 2003; Zobel & Maier, 2004). Die vorliegende Untersuchung untermauert das Zutreffen des Kriteriums nicht nur dadurch, dass die Devianzen auch bei Personen mit erhöhtem Psychoserisiko sowie erstmalig erkrankten Patienten beobachtet werden konnten, sondern auch dadurch, dass die Blickpfadcharakteristika sich als von der psychotischen Symptomatik sowie der aktuellen Befindlichkeit unabhängig erwiesen.

Während manche der in der Einleitung referierten Studien zu dem Schluss kamen, dass negative Symptome mit restringierten Blickpfaden und positive Symptome mit extendierten Blickpfaden einhergehen, konnten anderenorts, wie auch in der hier präsentierten Studie, keine Korrelationen mit psychopathologischen Symptomen nachgewiesen werden (Gaebel & Ulrich, 1987; M. L. Phillips & David, 1998; Williams, Loughland, Gordon, et al., 1999). Unterschiede in den untersuchten Stichproben, experimentellen Paradigmen und methodischen Vorgehensweisen mögen diese inkongruenten Befunde teilweise erklären; zum Beispiel könnten Berichte über psychopathologische Zusammenhänge eine Besonderheit von Studien sein, die Bildmaterial mit bedrohlichen Merkmalsbereichen verwenden, welches einen rein kognitiven Bias provozieren könnte, nämlich die veränderte Ansprechbarkeit von Personen mit Wahnerleben auf bedrohliche Inhalte, ein Phänomen, das auch für andere Störungsbilder bekannt ist (Grocholewski, Heinrichs, & Lingnau, 2007). Insbesondere hinsichtlich des Subtyps der Psychose heterogene Stichproben dürften dahingehend problematisch sein. Generalisierbar auf das Blickverhalten erscheinen entsprechende Befunde kaum (Gaebel & Ulrich, 1987; M. L. Phillips & David, 1998; Williams, Loughland, Gordon, et al., 1999).

Denkbar ist jedoch auch, dass es sich bei den früher beobachteten Korrelationen zwischen Blickverhalten und Symptomatik möglicherweise um Scheinkorrelationen handelt, die aufgrund einer gemeinsamen Korrelation mit dem Funktionsniveau zustande kommen, welches in früheren Studien nicht erhoben wurde.

Die Schizophrenie-Gruppe der vorliegenden Untersuchung konstituierte sich vornehmlich aus Patienten mit einer ersten (paranoid-halluzinatorischen) schizophrenen Episode mit einer mittleren Dauer der Psychose von einem Jahr, wohingegen viele frühere Studien Patientengruppen mit höherer Chronizität (mittlere Krankheitsdauer von über elf Jahren) und zum Teil differierenden diagnostischen Subgruppen untersuchten (Bestelmeyer, et al., 2006; Loughland, et al., 2002a, 2002b; Loughland, et al., 2004; Williams, et al., 2003). In der vorliegenden Untersuchung bestand zudem eine höhere Homogenität hinsichtlich der Medikation. Alle medizierten Patienten der Schizophrenie-Gruppe erhielten Antipsychotika der zweiten Generation. In den genannten Referenzstudien hingegen setzte sich die Medikation aus Antipsychotika sowohl der ersten als auch der zweiten Generation zusammen. Zudem waren die Patienten der vorliegenden Untersuchung geringergradig mit sowohl Positiv- als auch Negativsymptomatik belastet ($Md_{PANSS-Positiv}$ = 16.0, $Md_{PANSS-Negativ}$ = 14.0) und hatten hinsichtlich ihrer Leistungen in einem Test zur Verarbeitungsgeschwindigkeit ein relativ gutes neurokognitives Niveau (die gegenüber der gesunden Vergleichsgruppe schlechteren Leistungen im TMT-B erreichten keine statistische Signifikanz). Diese für eine Gruppe schizophrener Patienten relativ untypischen Merkmale charakterisieren die Patienten-Stichprobe der vorliegenden Untersuchung als gegenüber anderen Stichproben „relativ gesund" – ein Umstand der der frühen Identifikation von Erstmanifestationen psychotischer Störungen am Kölner Früherkennungszentrum geschuldet sein mag, einem Beiprodukt der intensiven Bemühungen um die Identifikation von hilfesuchenden Personen mit einem erhöhten Psychoserisiko. Institutionen ohne entsprechend spezialisierte Zentren untersuchen selbst Erstmanifestationen in der Regel zu einem späteren Zeitpunkt der Erkrankung, was empirisch erwiesenermaßen mit einem höheren Ausmaß an Einschränkungen einhergeht (Marshall, et al., 2005; Norman, Lewis, & Marshall, 2005; Perkins, Gu, Boteva, & Lieberman, 2005).

Einerseits mag in der relativen Homogenität der Stichprobe sowie ihrer gewissen Atypizität hinsichtlich des Krankheitsstatus eine Ursache für die ausgebliebene Korrelation zwischen Symptomen und Blickpfadparametern liegen, andererseits wird wie oben beschrieben vermutet, dass die in früheren Untersuchungen beobachteten Korrelationen durch Konfundierung mit dem Funktionsniveau zu erklären sein könnten. Die Beobachtung, dass Defizite in der visuellen Informationsverarbeitung sich selbst in einer relativ gering belasteten Patientengruppe sowie einer Gruppe von Personen mit erhöhtem Psychoserisiko zeigen und mit dem psychosozialen Funktionsniveau assoziiert sind, beinhaltet andererseits unabhängig von der Symptomatik wichtige Implikationen für psychologische Interventionen für Erstmanifestationen und Risikostadien. Im Alltag muss der Mensch soziale Hinweisreize unmittelbar und sehr schnell wahrnehmen und verarbeiten, um adaptiv auf sie reagieren zu können. Sozialkognitive Prädispositionen und Fertigkeiten, die wie oben erläutert im Blickverhalten ihren Ausdruck finden sollten, sind somit eine notwendige Voraussetzung für das soziale Funktionieren. Dies gilt in besonderem Maße für die Verarbeitung von Gesichtsausdrücken, die hochdynamisch sind und daher hocheffizienter Prozessierung bedürfen. Die bereits früher formulierte Hypothese, dass das Blickverhalten prädisponierend für die dysfunktionale Wahrnehmung und Interpretation affektiver Gesichtsausdrücke sein und damit zu funktionellen Defiziten beitragen könnte (Manor, et al., 1999), konnte in der vorliegenden Untersuchung erstmals mittels dem Aufzeigen einer Verbindung zwischen Blickpfaddevianzen und Beeinträchtigungen des Funktionsniveaus gestützt werden, indem nicht wie üblich allein eine experimentelle Operationalisierung funktioneller Aspekte mittels Gesichtserkennungsaufgaben in Relation zum Blickverhalten gesetzt wurde, sondern das Funktionsniveau anhand der tatsächlichen psychosozialen Einbindung der Patienten und Risikopersonen betrachtet wurde. Vor dem in der Einleitung der Promotionsschrift dargelegten Hintergrund, dass funktionelle Defizite die eigentliche Herausforderung in der Behandlung von Psychosen darstellen, liegt in diesem Befund – unter der Voraussetzung gelingender Replikationen in der Zukunft - ein wichtiger Ansatzpunkt für die klinische Praxis. Die Beobachtung, dass in der Gruppe der Personen mit erhöhtem Psychoserisiko zwar keine signifikanten Assoziationen zwischen Blickverhalten und Leistung in der Affekt-Identifikationsaufgabe, wohl aber zwischen Blickverhalten und tatsächlichem sozialen Funktionsniveau nachgewiesen werden konnten, legt nahe, dass im Vorstadium von Psychosen zwar noch sozialkognitive Ressourcen bestehen, die in einfachen

Identifikationsaufgaben unter Laborbedingungen aktiviert und funktional eingesetzt werden können, diese jedoch unter Alltagsbedingungen nicht mehr ausreichen, um funktionelle Beeinträchtigungen im Sinne eines Leistungsknicks und eines sozialen Rückzugs zu verhindern. Für präventive Maßnahmen bei Personen mit erhöhtem Psychoserisiko oder die frühe Behandlung von Patienten mit erstmanifester Schizophrenie implizieren diese Beobachtungen und Schlussfolgerungen, dass ein Modul, welches etwa die intensive Einübung der Fokussierung salienter Merkmale sozialer Reize (auch über einfache affektive Gesichtsausdrücke hinaus) beinhaltet, möglicherweise einen lohnenswerten Ansatz in der Verbesserung des Funktionsniveaus darstellen könnte.

Im Folgenden seien die Limitationen der vorliegenden Untersuchung diskutiert.

Erstens ist die Stichprobengröße relativ gering, sodass keine parametrischen Analysen zur Kontrolle potentieller Einflussvariablen möglich waren. Auch der Verzicht auf die statistische Kontrolle der multiplen Testung verlangt die Betrachtung der präsentierten Befunde als explorativ. Die bei Blickpfaduntersuchungen im Vergleich zu anderen Forschungsgebieten im Allgemeinen geringe Stichprobengröße (N zum Teil < 10) findet sich bei Blickpfaduntersuchungen an sozial-affektivem Material beinahe regelhaft (Beedie, et al., 2011) und stellt ein markantes methodisches Problem dar. Dieses begründet sich vorrangig in der relativen Neuartigkeit der Methode und Technologie des Eye Tracking bzw. der Blickpfadanalyse, insbesondere für ihre Anwendung auf wissenschaftliche Fragestellungen an sich, für die es einen methodischen Goldstandard noch zu entwickeln gilt. Die Datenerhebung wie auch die –extraktion sind sehr aufwendig und aufgrund des innovativen Charakters zum Teil noch fehleranfällig, was nicht selten zu Datenverlust führt. Da sich jedoch selbst an kleinen Stichproben immer wieder prinzipiell kongruente Auffälligkeiten an Patientengruppen zeigten, erscheint eine Weiterverfolgung des Ansatzes sinnvoll und lohnenswert, wenngleich längerfristig angelegte Studien mit entsprechender Finanzierung den bisherigen Wissensstand festigen und die Methodik formalisieren sollten. Ebenfalls im Hinblick auf die Zusammensetzung der Stichprobe muss angemerkt werden, dass fehlende Korrelationen mit potentiell konfundierenden Variablen auch auf eine geringe Varianz in den entsprechenden Werten zurückzuführen sein könnten.

Zweitens wurde, ebenfalls aufgrund der Stichprobengröße, auf die Kontrolle von Medikationseffekten mittels Chlorpromazinäquivalenzdosen verzichtet. Da jedoch frühere

Studien Medikamenteneffekte kontrolliert haben (Loughland, et al., 2002a, 2002b; Loughland, et al., 2004; Williams, et al., 2003) und nach heutigem Kenntnisstand lediglich für Risperidon ein Einfluss auf Blickpfadcharakteristika angenommen werden kann (Williams, et al., 2003), erscheint die Implikation für die präsentierten Befunde marginal, zumal Risperidon nur in der Risikogruppe eine Rolle spielte und, falls es einen Einfluss gehabt haben sollte, die Medikation das Blickverhalten *verbessert* bzw. die Salienz relevanter Merkmalsbereiche erhöht haben dürfte (Williams, et al., 2003).

Drittens war die Risikogruppe hinsichtlich der zum Einschluss führenden Risikokriterien heterogen. Da die Risikogruppe sich sowohl aus Personen mit ausschließlich Basissymptomen als auch mit attenuierten Positivsymptomen oder genetischem Risiko plus Funktionsverlust konstituierte, kann angenommen werden, dass die jeweiligen Personen sich in unterschiedlichen Risiko"stadien" befanden, die mit unterschiedlich hohen Übergangswahrscheinlichkeiten und Beeinträchtigungen assoziiert sind. Da die Subgruppen aufgrund ihrer geringen Größe statistisch nicht vergleichbar waren, kann nicht ausgeschlossen werden, dass die Ergebnisse durch risikospezifische psychopathologische Konstellationen in der Risikogruppe mitbeeinflusst wurden.

Eine letzte Limitation ergibt sich durch den querschnittlichen Charakter des Designs der vorliegenden Untersuchung. Obgleich anderenorts eine Stabilität der Blickpfaddevianzen über mehrere Wochen beobachtet wurde (Streit, et al., 1997), kann auf Grundlage der vorliegenden Untersuchung nicht ausgeschlossen werden, dass die Abweichungen zeitlichen Veränderungen unterlegen sind. Darüberhinaus ist nicht gesichert, dass die Personen, die aufgrund klinischer Indikatoren in die Risikogruppe eingeschlossen wurden, tatsächlich in der Zukunft eine Schizophrenie entwickeln werden. Eine wichtige Folgeuntersuchung bestünde darin, festzustellen ob das Blickverhalten von Personen mit einem Übergang in eine erstmanifeste Psychose sich von dem derjenigen unterscheidet, die keine Verschlechterung der Symptomatik im Sinne einer Erstepisode erfahren. Nichtsdestotrotz unterstützt der Befund, dass Personen mit klinischen Risikoanzeichen ein gleichsam restringiertes Blickverhalten aufweisen wie Patienten mit einer manifest psychotischen Erkrankung, die Überlegungen der Definition klinischer Risikostadien als Psychose-Spektrumstörung innerhalb der Klassifikationssysteme (Ruhrmann, Schultze-Lutter, &

Klosterkotter, 2010), zumindest aber ihre Integration im Sinne eines Risikosyndroms (APA, 2010; Woods, et al., 2010).

5. ZUSAMMENFASSUNG

In der Zusammenschau der vorliegenden Untersuchung ist mitzuteilen, dass signifikante Abweichungen des Blickverhaltens sowohl bei Personen mit klinisch erhöhtem Psychoserisiko als auch bei Patienten mit kürzlicher Erstmanifestation einer Schizophrenie beobachtet wurden. Diese Beobachtungen fügen sich kongruent in bestehende, zumeist an stärker chronifizierten Patienten gewonnene, Befunde ein. Erstmals konnten diese Abweichungen im Blickverhalten an Personen mit erhöhtem Psychoserisiko ohne bisher stattgehabte Erstmanifestation einer psychotischen Störung gezeigt und darüber hinaus mit dem tatsächlichen psychosozialen Funktionsniveau Betroffener in Verbindung gebracht werden. Somit liefert die präsentierte Untersuchung einen weiteren Hinweis auf das Potential des Blickverhaltens als Endophänotyp psychotischer Störungen sowie als Zielvariable psychologischer Interventionen zur Verbesserung der Behandlungsmöglichkeiten bei funktionellen Defiziten, die bisher nur sehr unzureichend therapeutisch zugänglich sind.

Hinsichtlich praktischer Implikationen wird die Bedeutung des Blickverhaltens im Sinne eines Indikators der sozialen Kognition für das soziale Funktionsniveau als zentral erachtet. Die im Alltag für funktionales und adaptives Interaktionsverhalten notwendige Effizienz der Verarbeitung sozialer Reize zeigte sich bei Risikopersonen wie auch schizophren erkrankten Patienten als beeinträchtigt, was mit herabgesetztem Funktionsniveau und, im Falle der Patientengruppe, auch mit einer geringeren Akkuratheit der Erkennung affektiver Gesichtsausdrücke einherging. Die Nutzung von vorhandenen Ressourcen der Betroffenen in auf visuelle Informationsverarbeitungsprozesse ausgerichteten Trainings zur Prävention funktioneller Einbußen in Risikostadien und sich erstmalig manifestierenden Psychosen, scheint ein richtungsweisender Ausgangspunkt für die Optimierung präventiver und interventionaler kognitiv-verhaltenstherapeutischer Ansätze. Der bisher einzige dahingehende Versuch kann wertvolle Ansatzpunkte liefern, sollte jedoch inhaltlich insbesondere hinsichtlich der Nachhaltigkeit und in der Evaluation hinsichtlich der Kontrolle von Störvariablen optimiert werden.

Die vorliegenden Befunde unterstützen zudem die Annahme, dass das Blickverhalten einen physiologisch determinierten Vulnerabilitätsindikator darstellen könnte, was einen lohnenswerten Ausgangspunkt für Studien zur Entwicklung prädiktiver Tools im Sinne der optimalen Befundkombination zur Optimierung der Vorhersage der Entwicklung einer Psychose darstellt.

Herauszuheben ist darüber hinaus, dass die vorliegende Untersuchung auf mehreren Ebenen verdeutlicht, dass Personen mit klinisch erhöhtem Psychoserisiko ungeachtet eines tatsächlichen späteren Übergangs in eine Psychose substantielle Auffälligkeiten und Einschränkungen aufweisen, die denen von Patienten mit einer Schizophrenie entsprechen und ihre Behandlungsbedürftigkeit jenseits der Prävention des Übergangs uneingeschränkt rechtfertigen.

6. LITERATURVERZEICHNIS

1. Addington, J., & Addington, D. (2008). Social and cognitive functioning in psychosis. *Schizophr Res, 99*(1-3), 176-181.
2. Addington, J., Cadenhead, K. S., Cannon, T. D., Cornblatt, B., McGlashan, T. H., Perkins, D. O., et al. (2007). North American Prodrome Longitudinal Study: a collaborative multisite approach to prodromal schizophrenia research. *Schizophr Bull, 33*(3), 665-672.
3. Addington, J., Girard, T.A., Christensen, B.K., & Addington, D. (2010). Social cognition mediates illness-related and cognitive influences on social functioning in patients with schizophrenia-spectrum disorders. *J Psychiatry Neurosci, 35*(1), 49-54.
4. Addington, J., Penn, D., Woods, S. W., Addington, D., & Perkins, D. O. (2008). Social functioning in individuals at clinical high risk for psychosis. *Schizophr Res, 99*(1-3), 119-124.
5. Addington, J., & Piskulic, D. Social cognition and functional outcome are separate domains in schizophrenia. *Schizophr Res*.
6. Addington, J., Saeedi, H., & Addington, D. (2006). Facial affect recognition: a mediator between cognitive and social functioning in psychosis? *Schizophr Res, 85*(1-3), 142-150.
7. Addington, J., Zipursky, R., Perkins, D., Woods, S. W., Miller, T. J., & McGlashan, T. H. (2004). Decline in social functioning for those with an "at risk mental state". *Schizophrenia Research, 70*(1), 37-37.
8. Adolphs, R. (1999). Social cognition and the human brain. *Trends Cogn Sci, 3*(12), 469-479.
9. Allardyce, J., McCreadie, R. G., Morrison, G., & van Os, J. (2007). Do symptom dimensions or categorical diagnoses best discriminate between known risk factors for psychosis? *Soc Psychiatry Psychiatr Epidemiol, 42*(6), 429-437.
10. Andreasen, N. C. (1997). Linking mind and brain in the study of mental illnesses: a project for a scientific psychopathology. *Science, 275*(5306), 1586-1593.
11. APA (2000). *Diagnostic and Statistical Manual of Mental Disorders - Text Revision*. Arlington, VA: American Psychiatric Publishing.
12. APA (2010, August 3, 2010). DSM-5 Development - Attenuated Psychotic Symptoms Syndrome. http://www.dsm5.org/ProposedRevisions/Pages/proposedrevision.aspx?rid=412 Retrieved October 14, 2010
13. Arguedas, D., Green, M. J., Langdon, R., & Coltheart, M. (2006). Selective attention to threatening faces in delusion-prone individuals. *Cogn Neuropsychiatry, 11*(6), 557-575.
14. Arnarson, T. O., Olason, D. T., Smari, J., & Sigurethsson, J. F. (2008). The Beck Depression Inventory Second Edition (BDI-II): psychometric properties in Icelandic student and patient populations. *Nord J Psychiatry, 62*(5), 360-365.
15. Asarnow, R. F., & MacCrimmon, D. J. (1982). Attention/information processing, neuropsychological functioning, and thought disorder during the acute and partial recovery phases of schizophrenia: a longitudinal study. *Psychiatry Res, 7*(3), 309-319.
16. Beck, A.T., Rector, N.A., Stolar, N., & Grant, P. (2009a). A Cognitive Conceptualization of Delusion. In A.T. Beck, N.A. Rector, N. Stolar & P. Grant (Eds.), *Schizophrenia. Cognitive Theory, Research and Therapy* (pp. 62-101). New York: The Guilford Press.
17. Beck, A.T., Rector, N.A., Stolar, N., & Grant, P. (2009b). A Cognitive Conceptualization of Negative Symptoms. In A.T. Beck, N.A. Rector, N. Stolar & P. Grant (Eds.), *Schizophrenia. Cognitive Theory, Research, and Therapy* (pp. 142-158). New York: The Guilford Press.
18. Beedie, S. A., St Clair, D. M., & Benson, P. J. (2011). Atypical scanpaths in schizophrenia: Evidence of a trait- or state-dependent phenomenon? *J Psychiatry Neurosci, 36*(1), 90169.
19. Bell, M., Tsang, H. W., Greig, T. C., & Bryson, G. J. (2009). Neurocognition, social cognition, perceived social discomfort, and vocational outcomes in schizophrenia. *Schizophr Bull, 35*(4), 738-747.
20. Benson, P. J., Leonards, U., Lothian, R. M., Clair, D. M. S., & Merlo, M. C. G. (2007). Visual scan paths in first-episode schizophrenia and cannabis-induced psychosis. *Journal of Psychiatry & Neuroscience, 32*(4), 267-274.

21. Besier, T., Goldbeck, L., & Keller, F. (2008). [Psychometric properties of the Beck depression inventory-II (BDI-II) among adolescent psychiatric patients]. *Psychother Psychosom Med Psychol, 58*(2), 63-68.
22. Bestehorn, M., Tischer, B., Glaser, P., Mast, O., & Schmidt, D. (1999). Representative study on the distribution of schizophrenia patients to medical health care institutions in Germany. *Fortschr Neurol Psychiatr, 67*(11), 487-492.
23. Bestelmeyer, P. E., Tatler, B. W., Phillips, L. H., Fraser, G., Benson, P. J., & St Clair, D. (2006). Global visual scanning abnormalities in schizophrenia and bipolar disorder. *Schizophr Res, 87*(1-3), 212-222.
24. Bleuler, E. (1911). *Dementia praecox oder Gruppe der Schizophrenien*. Leipzig und Wien: F. Deuticke.
25. Bond, G. R., Kim, H. W., Meyer, P. S., Gibson, P. J., Tunis, S., Evans, J. D., et al. (2004). Response to vocational rehabilitation during treatment with first- or second-generation antipsychotics. *Psychiatr Serv, 55*(1), 59-66.
26. Bono, F., Oliveri, R. L., Zappia, M., Aguglia, U., Puccio, G., & Quattrone, A. (1996). Computerized analysis of eye movements as a function of age. *Arch Gerontol Geriatr, 22*(3), 261-269.
27. Brittain, P., Ffytche, D. H., McKendrick, A., & Surguladze, S. Visual processing, social cognition and functional outcome in schizophrenia. *Psychiatry Res, 178*(2), 270-275.
28. Broome, M. R., Johns, L. C., Valli, I., Woolley, J. B., Tabraham, P., Brett, C., et al. (2007). Delusion formation and reasoning biases in those at clinical high risk for psychosis. *Br J Psychiatry Suppl, 51*, s38-42.
29. Brown, G. W., Birley, J. L., & Wing, J. K. (1972). Influence of family life on the course of schizophrenic disorders: a replication. *Br J Psychiatry, 121*(562), 241-258.
30. Browning, M., Holmes, E. A., & Harmer, C. J. (2010). The modification of attentional bias to emotional information: A review of the techniques, mechanisms, and relevance to emotional disorders. *Cogn Affect Behav Neurosci, 10*(1), 8-20.
31. Brune, M., Abdel-Hamid, M., Sonntag, C., Lehmkamper, C., & Langdon, R. (2009). Linking social cognition with social interaction: Non-verbal expressivity, social competence and "mentalising" in patients with schizophrenia spectrum disorders. *Behav Brain Funct, 5*, 6.
32. Bucci, S., Startup, M., Wynn, P., Baker, A., & Lewin, T. J. (2008). Referential delusions of communication and interpretations of gestures. *Psychiatry Res, 158*(1), 27-34.
33. Buckley, T. C., Parker, J. D., & Heggie, J. (2001). A psychometric evaluation of the BDI-II in treatment-seeking substance abusers. *J Subst Abuse Treat, 20*(3), 197-204.
34. Calkins, M. E., & Iacono, W. G. (2000). Eye movement dysfunction in schizophrenia: A heritable characteristic for enhancing phenotype definition. *American Journal of Medical Genetics, 97*(1), 72-76.
35. Calkins, M. E., Iacono, W. G., & Ones, D. S. (2008). Eye movement dysfunction in first-degree relatives of patients with schizophrenia: a meta-analytic evaluation of candidate endophenotypes. *Brain Cogn, 68*(3), 436-461.
36. Cannon, T. D., Cadenhead, K., Cornblatt, B., Woods, S. W., Addington, J., Walker, E., et al. (2008). Prediction of psychosis in youth at high clinical risk: a multisite longitudinal study in North America. *Arch Gen Psychiatry, 65*(1), 28-37.
37. Cantor-Graae, E., & Selten, J. P. (2005). Schizophrenia and migration: a meta-analysis and review. *Am J Psychiatry, 162*(1), 12-24.
38. Carlsson, A. (1977). Does dopamine play a role in schizophrenia? *Psychol Med, 7*(4), 583-597.
39. Carpenter, W. T., Jr. (1994). The deficit syndrome. *Am J Psychiatry, 151*(3), 327-329.
40. Carpenter, W. T., Jr., Heinrichs, D. W., & Wagman, A. M. (1988). Deficit and nondeficit forms of schizophrenia: the concept. *Am J Psychiatry, 145*(5), 578-583.
41. Carter, J. E., Obler, L., Woodward, S., & Albert, M. L. (1983). The effect of increasing age on the latency for saccadic eye movements. *J Gerontol, 38*(3), 318-320.

42. Chapman, L. J., Chapman, J. P., Kwapil, T. R., Eckblad, M., & Zinser, M. C. (1994). Putatively psychosis-prone subjects 10 years later. *J Abnorm Psychol, 103*(2), 171-183.
43. Cornblatt, B. A., Auther, A. M., Niendam, T., Smith, C. W., Zinberg, J., Bearden, C. E., et al. (2007). Preliminary findings for two new measures of social and role functioning in the prodromal phase of schizophrenia. *Schizophr Bull, 33*(3), 688-702.
44. Couture, S. M., Penn, D. L., & Roberts, D. L. (2006). The functional significance of social cognition in schizophrenia: a review. *Schizophr Bull, 32 Suppl 1*, S44-63.
45. Crow, T. J. (1981). Positive and negative schizophrenia symptoms and the role of dopamine. *Br J Psychiatry, 139*, 251-254.
46. Davis, K. L., Kahn, R. S., Ko, G., & Davidson, M. (1991). Dopamine in schizophrenia: a review and reconceptualization. *Am J Psychiatry, 148*(11), 1474-1486.
47. De Hert, M., & Peuskens, J. (1998). First-episode schizophrenia, a naturalistic 10 year follow-up study. *Schizophrenia Research, 29*(1-2), 7-8.
48. de Wilde, O., Bour, L., Dingemans, P., Boeree, T., & Linszen, D. (2007). Visual scan paths in young patients with schizophrenia, healthy siblings and controls. *Schizophr Res, 89*(1-3), 362-363.
49. Demjaha, A., Morgan, K., Morgan, C., Landau, S., Dean, K., Reichenberg, A., et al. (2009). Combining dimensional and categorical representation of psychosis: the way forward for DSM-V and ICD-11? *Psychol Med, 39*(12), 1943-1955.
50. Demjaha, A., Valmaggia, L., Stahl, D., Byrne, M., & McGuire, P. (2010) Disorganization/Cognitive and Negative Symptom Dimensions in the At-Risk Mental State Predict Subsequent Transition to Psychosis. *Schizophr Bull*.
51. Diefendorf, A.R., & Dodge, R. (1908). An experimental study of the ocular reactions of the insane from photographic records. *Brain, 31*, 451-489.
52. Done, D. J., Crow, T. J., Johnstone, E. C., & Sacker, A. (1994). Childhood antecedents of schizophrenia and affective illness: social adjustment at ages 7 and 11. *BMJ, 309*(6956), 699-703.
53. Ebel, H., Gross, G., Klosterkotter, J., & Huber, G. (1989). Basic symptoms in schizophrenic and affective psychoses. *Psychopathology, 22*(4), 224-232.
54. Eizenman, M., Yu, L. H., Grupp, L., Eizenman, E., Ellenbogen, M., Gemar, M., et al. (2003). A naturalistic visual scanning approach to assess selective attention in major depressive disorder. *Psychiatry Res, 118*(2), 117-128.
55. Evans, J. D., Bond, G. R., Meyer, P. S., Kim, H. W., Lysaker, P. H., Gibson, P. J., et al. (2004). Cognitive and clinical predictors of success in vocational rehabilitation in schizophrenia. *Schizophr Res, 70*(2-3), 331-342.
56. Faunce, G. J. (2002). Eating disorders and attentional bias: a review. *Eat Disord, 10*(2), 125-139.
57. Frame, C. L., & Oltmanns, T. F. (1982). Serial recall by schizophrenic and affective patients during and after psychotic episodes. *J Abnorm Psychol, 91*(5), 311-318.
58. Freeman, D., Garety, P. A., Fowler, D., Kuipers, E., Bebbington, P. E., & Dunn, G. (2004). Why do people with delusions fail to choose more realistic explanations for their experiences? An empirical investigation. *J Consult Clin Psychol, 72*(4), 671-680.
59. Freeman, D., Garety, P. A., & Kuipers, E. (2001). Persecutory delusions: developing the understanding of belief maintenance and emotional distress. *Psychol Med, 31*(7), 1293-1306.
60. Freeman, D., Garety, P. A., Kuipers, E., Fowler, D., & Bebbington, P. E. (2002). A cognitive model of persecutory delusions. *Br J Clin Psychol, 41*(Pt 4), 331-347.
61. Freeman, D., Garety, P. A., & Phillips, M. L. (2000). An examination of hypervigilance for external threat in individuals with generalized anxiety disorder and individuals with persecutory delusions using visual scan paths. *Quarterly Journal of Experimental Psychology Section a-Human Experimental Psychology, 53*(2), 549-567.

62. Freeman, D., Garety, P., Kuipers, E., Colbert, S., Jolley, S., Fowler, D., et al. (2006). Delusions and decision-making style: use of the Need for Closure Scale. *Behav Res Ther, 44*(8), 1147-1158.
63. Freeman, D., Pugh, K., & Garety, P. (2008). Jumping to conclusions and paranoid ideation in the general population. *Schizophr Res, 102*(1-3), 254-260.
64. Fusar-Poli, P., Howes, O. D., Allen, P., Broome, M., Valli, I., Asselin, M. C., et al. (2011). Abnormal prefrontal activation directly related to pre-synaptic striatal dopamine dysfunction in people at clinical high risk for psychosis. *Mol Psychiatry, 16*(1), 67-75.
65. Gaebel, W. (1989). Visual search, eeg, and psychopathology in schizophrenic patients. *Eur Arch Psychiatry Neurol Sci, 239*(1), 49-57.
66. Gaebel, W., & Ulrich, G. (1987). Visuomotor tracking performance in schizophrenia: relationship with psychopathological subtyping. *Neuropsychobiology, 17*(1-2), 66-71.
67. Gaebel, W., Ulrich, G., & Frick, K. (1987). Visuomotor performance of schizophrenic patients and normal controls in a picture viewing task. *Biol Psychiatry, 22*(10), 1227-1237.
68. Garety, P. A., & Freeman, D. (1999). Cognitive approaches to delusions: a critical review of theories and evidence. *Br J Clin Psychol, 38 (Pt 2)*, 113-154.
69. Gasper, K., & Clore, G. L. (2002). Attending to the big picture: mood and global versus local processing of visual information. *Psychol Sci, 13*(1), 34-40.
70. Gessler, S., Cutting, J., Frith, C. D., & Weinman, J. (1989). Schizophrenic inability to judge facial emotion: a controlled study. *Br J Clin Psychol, 28 (Pt 1)*, 19-29.
71. Gilchrist, I. D., & Harvey, M. (2000). Refixation frequency and memory mechanisms in visual search. *Curr Biol, 10*(19), 1209-1212.
72. Gottesman, II, & Gould, T. D. (2003). The endophenotype concept in psychiatry: etymology and strategic intentions. *American Journal of Psychiatry, 160*(4), 636-645.
73. Grant, P. M., & Beck, A. T. (2009). Defeatist beliefs as a mediator of cognitive impairment, negative symptoms, and functioning in schizophrenia. *Schizophr Bull, 35*(4), 798-806.
74. Green, M. F. (1996). What are the functional consequences of neurocognitive deficits in schizophrenia? *Am J Psychiatry, 153*(3), 321-330.
75. Green, M. F., Kern, R. S., Braff, D. L., & Mintz, J. (2000). Neurocognitive deficits and functional outcome in schizophrenia: are we measuring the "right stuff"? *Schizophr Bull, 26*(1), 119-136.
76. Green, M. F., Kern, R. S., & Heaton, R. K. (2004). Longitudinal studies of cognition and functional outcome in schizophrenia: implications for MATRICS. *Schizophr Res, 72*(1), 41-51.
77. Green, M. F., Olivier, B., Crawley, J. N., Penn, D. L., & Silverstein, S. (2005). Social cognition in schizophrenia: recommendations from the measurement and treatment research to improve cognition in schizophrenia new approaches conference. *Schizophr Bull, 31*(4), 882-887.
78. Green, M. F., Penn, D. L., Bentall, R., Carpenter, W. T., Gaebel, W., Gur, R. C., et al. (2008). Social cognition in schizophrenia: an NIMH workshop on definitions, assessment, and research opportunities. *Schizophr Bull, 34*(6), 1211-1220.
79. Green, M. J., Waldron, J. H., Simpson, I., & Coltheart, M. (2008). Visual processing of social context during mental state perception in schizophrenia. *Journal of Psychiatry & Neuroscience, 33*(1), 34-42.
80. Green, M. J., Williams, L. M., & Davidson, D. (2003). Visual scanpaths to threat-related faces in deluded schizophrenia. *Psychiatry Research, 119*(3), 271-285.
81. Griffiths, A. N., Marshall, R. W., & Richens, A. (1984). Saccadic eye movement analysis as a measure of drug effects on human psychomotor performance. *Br J Clin Pharmacol, 18 Suppl 1*, 73S-82S.
82. Grocholewski, A., Heinrichs, N., & Lingnau, A. (2007). Selektive Aufmerksamkeit im Gesichtsbereich bei Personen mit kosmetisch-medizinischem Behandlungswunsch. *Zeitschrift für Klinische Psychologie und Psychotherapie, 36*(1), 57-66.

83. Gross, G. (1989). The 'basic' symptoms of schizophrenia. *Br J Psychiatry Suppl*(7), 21-25; discussion 37-40.
84. Gross, G., Klosterkötter, J., & Linz, M. (1987). *Bonner Skala für die Beurteilung von Basissymptomen (BSABS, Bonn Scale for the Assessment of Basic Symptoms)*. Berlin: Springer.
85. Gross, G., Stassen, H.H., Huber, G., & Klosterkötter, J. (1990). Reliability of the psychopathological documentation scheme BSABS. In C.N. Stefanis, A.D. Rabavilas & C.R. Soldatos (Eds.), *Psychiatry - A world perspective* (Vol. 1). Amsterdam: Excerpa Medica.
86. Guerra, A., Fearon, P., Sham, P., Jones, P., Lewis, S., Mata, I., et al. (2002). The relationship between predisposing factors, premorbid function and symptom dimensions in psychosis: an integrated approach. *Eur Psychiatry, 17*(6), 311-320.
87. Gur, R. E., Calkins, M. E., Gur, R. C., Horan, W. P., Nuechterlein, K. H., Seidman, L. J., et al. (2007). The consortium on the genetics of schizophrenia: Neurocognitive endophenotypes. *Schizophrenia Bulletin, 33*(1), 49-68.
88. Häfner, H. (2005). *Das Rätsel Schizophrenie: Eine Krankheit wird entschlüsselt*. München: Beck.
89. Häfner, H., & an der Heiden, W. (1999). The course of schizophrenia in the light of modern follow-up studies: the ABC and WHO studies. *Eur Arch Psychiatry Clin Neurosci, 249 Suppl 4*, 14-26.
90. Häfner, H., & an der Heiden, W. (2008). Course and Outcome. In K. Mueser & D. V. Jeste (Eds.), *Clinical Handbook of Schizophrenia*. New York: Guilford Press.
91. Häfner, H., Loffler, W., Maurer, K., Hambrecht, M., & an der Heiden, W. (1999). Depression, negative symptoms, social stagnation and social decline in the early course of schizophrenia. *Acta Psychiatr Scand, 100*(2), 105-118.
92. Häfner, H., Maurer, K., Loffler, W., & Riecher-Rossler, A. (1993). The influence of age and sex on the onset and early course of schizophrenia. *Br J Psychiatry, 162*, 80-86.
93. Häfner, H., Nowotny, B., Loffler, W., an der Heiden, W., & Maurer, K. (1995). When and how does schizophrenia produce social deficits? *Eur Arch Psychiatry Clin Neurosci, 246*(1), 17-28.
94. Hamilton, S. H., Edgell, E. T., Revicki, D. A., & Breier, A. (2000). Functional outcomes in schizophrenia: a comparison of olanzapine and haloperidol in a European sample. *Int Clin Psychopharmacol, 15*(5), 245-255.
95. Hans, S. L., Auerbach, J. G., Asarnow, J. R., Styr, B., & Marcus, J. (2000). Social adjustment of adolescents at risk for schizophrenia: the Jerusalem Infant Development Study. *J Am Acad Child Adolesc Psychiatry, 39*(11), 1406-1414.
96. Harris, E. C., & Barraclough, B. (1997). Suicide as an outcome for mental disorders. A meta-analysis. *Br J Psychiatry, 170*, 205-228.
97. Hautzinger, M., Keller, F., & Kühner, C. (2006). *BDI-II Beck Depressions-Inventar Revision*. Frankfurt am Main: Harcourt Test Services GmbH.
98. Heimberg, C., Gur, R. E., Erwin, R. J., Shtasel, D. L., & Gur, R. C. (1992). Facial emotion discrimination: III. Behavioral findings in schizophrenia. *Psychiatry Res, 42*(3), 253-265.
99. Helgason, L. (1990). Twenty years' follow-up of first psychiatric presentation for schizophrenia: what could have been prevented? *Acta Psychiatr Scand, 81*(3), 231-235.
100. Holmes, A., Richards, A., & Green, S. (2006). Anxiety and sensitivity to eye gaze in emotional faces. *Brain Cogn, 60*(3), 282-294.
101. Holzman, P. S. (1975). Smooth-pursuit eye movements in schizophrenia: recent findings. *Res Publ Assoc Res Nerv Ment Dis, 54*, 217-231.
102. Holzman, P. S. (2000). Eye movements and the search for the essence of schizophrenia. *Brain Res Brain Res Rev, 31*(2-3), 350-356.
103. Holzman, P. S., Kringlen, E., Levy, D. L., Proctor, L. R., & Haberman, S. (1978). Smooth pursuit eye movements in twins discordant for schizophrenia. *J Psychiatr Res, 14*(1-4), 111-120.

104. Holzman, P. S., Kringlen, E., Levy, D. L., Proctor, L. R., Haberman, S. J., & Yasillo, N. J. (1977). Abnormal-pursuit eye movements in schizophrenia. Evidence for a genetic indicator. *Arch Gen Psychiatry, 34*(7), 802-805.
105. Holzman, P. S., & Levy, D. L. (1977). Smooth pursuit eye movements and functional psychoses; a review. *Schizophr Bull, 3*(1), 15-27.
106. Holzman, P. S., Levy, D. L., & Proctor, L. R. (1976). Smooth pursuit eye movements, attention, and schizophrenia. *Arch Gen Psychiatry, 33*(12), 1415-1420.
107. Hori, Y., Fukuzako, H., Sugimoto, Y., & Takigawa, M. (2002). Eye movements during the Rorschach test in schizophrenia. *Psychiatry Clin Neurosci, 56*(4), 409-418.
108. Howes, O. D., Montgomery, A. J., Asselin, M. C., Murray, R. M., Valli, I., Tabraham, P., et al. (2009). Elevated striatal dopamine function linked to prodromal signs of schizophrenia. *Arch Gen Psychiatry, 66*(1), 13-20.
109. Huang, L., & Pashler, H. (2005). Attention capacity and task difficulty in visual search. *Cognition, 94*(3), B101-111.
110. Huang, L., Treisman, A., & Pashler, H. (2007). Characterizing the limits of human visual awareness. *Science, 317*(5839), 823-825.
111. Huber, G., & Gross, G. (1989). The concept of basic symptoms in schizophrenic and schizoaffective psychoses. *Recenti Prog Med, 80*(12), 646-652.
112. Huddy, V. C., Hodgson, T. L., Kapasi, M., Mutsatsa, S. H., Harrison, I., Barnes, T. R., et al. (2007). Gaze strategies during planning in first-episode psychosis. *J Abnorm Psychol, 116*(3), 589-598.
113. Jablensky, A., Sartorius, N., Ernberg, G., Anker, M., Korten, A., Cooper, J. E., et al. (1992). Schizophrenia: manifestations, incidence and course in different cultures. A World Health Organization ten-country study. *Psychol Med Monogr Suppl, 20*, 1-97.
114. Jones, P., Rodgers, B., Murray, R., & Marmot, M. (1994). Child development risk factors for adult schizophrenia in the British 1946 birth cohort. *Lancet, 344*(8934), 1398-1402.
115. Joos, M., Rötting, M., & Velichkovsky, B.M. (2003). Die Bewegungen des menschlichen Auges: Fakten, Methoden, innovative Anwendungen. In G. Rickheit, T. Hermann & W. Deutsch (Eds.), *Psycholinguistik. Ein internationales Handbuch / Psycholinguistics. An international handbook*. Berlin & New York: de Gruyter.
116. Just, M. A., & Carpenter, P. A. (1976a). Eye Fixations and Cognitive Processes. *Cognitive Psychology, 8*, 441-480.
117. Just, M. A., & Carpenter, P. A. (1976b). Role of Eye-Fixation Research in Cognitive Psychology. *Behavior Research Methods & Instrumentation, 8*(2), 139-143.
118. Just, M. A., & Carpenter, P. A. (1980). A theory of reading: from eye fixations to comprehension. *Psychol Rev, 87*(4), 329-354.
119. Kaney, S., Bowen-Jones, K., Dewey, M. E., & Bentall, R. P. (1997). Two predictions about paranoid ideation: deluded, depressed and normal participants' subjective frequency and consensus judgments for positive, neutral and negative events. *Br J Clin Psychol, 36 (Pt 3)*, 349-364.
120. Kapur, S. (2003). Psychosis as a state of aberrant salience: a framework linking biology, phenomenology, and pharmacology in schizophrenia. *Am J Psychiatry, 160*(1), 13-23.
121. Karolinska-Institutet (1998). *The Karolinska Directed Emotional Faces - KDEF, CD-Rom*. Stockholm: Department of Clinical Neuroscience, Psychology section, Karolinska Institutet.
122. Karsh, R., & Breitenbach, F.W. (1983). Looking at the amorphous fixation measure. In R. Groyer, C. Merz, D.F. Fisher & R.A. Monty (Eds.), *Eye movements and psychological functions* (pp. 53-64). Hillsdale, NY: Lawrence Erlbaum.
123. Katsanis, J., & Iacono, W. G. (1991). Clinical, Neuropsychological, and Brain Structural Correlates of Smooth-Pursuit Eye Tracking Performance in Chronic-Schizophrenia. *Journal of Abnormal Psychology, 100*(4), 526-534.
124. Kay, S.R., Fiszbein, A, . , & Opler, L.A. (1987). The Positive and Negative Syndrome Scale (PANSS) for Schizophrenia. *Schizophrenia Bulletin, 13*, 261-276.

125. Keefe, R.S.E., & Eesley, C.E. (2006). Neurocognitive Impairments. In J.A. Lieberman, T.S. Stroup & D.O. Perkins (Eds.), *Textbook of Schizophrenia* (pp. 245-260). Washington, D.C.: American Psychiatric Association.
126. Kendler, K. S., Thacker, L., & Walsh, D. (1996). Self-report measures of schizotypy as indices of familial vulnerability to schizophrenia. *Schizophr Bull, 22*(3), 511-520.
127. Kinderman, P., & Bentall, R. P. (1997). Causal attributions in paranoia and depression: internal, personal, and situational attributions for negative events. *J Abnorm Psychol, 106*(2), 341-345.
128. Kirkpatrick, B. (1997). Affiliation and neuropsychiatric disorders: the deficit syndrome of schizophrenia. *Ann N Y Acad Sci, 807*, 455-468.
129. Kirkpatrick, B., & Buchanan, R. W. (1990a). Anhedonia and the deficit syndrome of schizophrenia. *Psychiatry Res, 31*(1), 25-30.
130. Kirkpatrick, B., & Buchanan, R. W. (1990b). The neural basis of the deficit syndrome of schizophrenia. *Journal of Nervous and Mental Disease, 178*(9), 545-555.
131. Kirkpatrick, B., Castle, D., Murray, R. M., & Carpenter, W. T., Jr. (2000). Risk factors for the deficit syndrome of schizophrenia. *Schizophr Bull, 26*(1), 233-242.
132. Klein, R.M., & Macinnes, W.J. (1999). Inhibition of return is a foraging facilitator in visual search. *Psychological Science, 10*, 346-352.
133. Klosterkötter, J., Hellmich, M., Steinmeyer, E. M., & Schultze-Lutter, F. (2001). Diagnosing schizophrenia in the initial prodromal phase. *Arch Gen Psychiatry, 58*(2), 158-164.
134. Klosterkötter, J., Schultze-Lutter, F., & Ruhrmann, S. (2008). Kraepelin and psychotic prodromal conditions. *Eur Arch Psychiatry Clin Neurosci, 258*(suppl 2), 74-84.
135. Kojima, T., Matsushima, E., Nakajima, K., Shiraishi, H., Ando, K., Ando, H., et al. (1990). Eye movements in acute, chronic, and remitted schizophrenics. *Biol Psychiatry, 27*(9), 975-989.
136. Kojima, T., Matsushima, E., Ohta, K., Toru, M., Han, Y. H., Shen, Y. C., et al. (2001). Stability of exploratory eye movements as a marker of schizophrenia--a WHO multi-center study. World Health Organization. *Schizophr Res, 52*(3), 203-213.
137. Kraepelin, E. (1903). *Psychiatrie. Ein Lehrbuch für Studierende und Ärzte.* Leipzig: Barth.
138. Kraepelin, E. (1919). *Dementia praecox and Paraphrenia.* New York: Krieger.
139. Kuhner, C., Burger, C., Keller, F., & Hautzinger, M. (2007). [Reliability and validity of the Revised Beck Depression Inventory (BDI-II). Results from German samples]. *Nervenarzt, 78*(6), 651-656.
140. Lecrubier, Y., Weiller, E., & Hergueta, T. (1999). *Mini International Neuropsychiatric Interview (M.I.N.I.) 5.0.0 German version DSM-IV.* Tampa, USA: University of South Florida.
141. Lee, B. T., Seong Whi, Cho, Hyung Soo, Khang, Lee, B. C., Choi, I. G., Lyoo, I. K., et al. (2007). The neural substrates of affective processing toward positive and negative affective pictures in patients with major depressive disorder. *Prog Neuropsychopharmacol Biol Psychiatry, 31*(7), 1487-1492.
142. Lepovic, I., & Leposavic, L. (2006). [Attribution style of patients with delusion disorder]. *Srp Arh Celok Lek, 134*(1-2), 7-10.
143. Leppanen, J. M. (2006). Emotional information processing in mood disorders: a review of behavioral and neuroimaging findings. *Curr Opin Psychiatry, 19*(1), 34-39.
144. Leucht, S., Kane, J. M., Kissling, W., Hamann, J., Etschel, E., & Engel, R. (2005). Clinical implications of Brief Psychiatric Rating Scale scores. *Br J Psychiatry, 187*, 366-371.
145. Leven, W. (1991). *Blickverhalten von Konsumenten. Grundlagen, Messung und Anwendung in der Werbeforschung.* Heidelberg: Physica-Verlag.
146. Levin, S., Holzman, P. S., Rothenberg, S. J., & Lipton, R. B. (1981). Saccadic eye movements in psychotic patients. *Psychiatry Res, 5*(1), 47-58.
147. Levin, S., Jones, A., Stark, L., Merrin, E. L., & Holzman, P. S. (1982a). Identification of abnormal patterns in eye movements of schizophrenic patients. *Arch Gen Psychiatry, 39*(10), 1125-1130.

148. Levin, S., Jones, A., Stark, L., Merrin, E. L., & Holzman, P. S. (1982b). Saccadic eye movements of schizophrenic patients measured by reflected light technique. *Biol Psychiatry, 17*(11), 1277-1287.
149. Levin, S., Luebke, A., Zee, D. S., Hain, T. C., Robinson, D. A., & Holzman, P. S. (1988). Smooth pursuit eye movements in schizophrenics: quantitative measurements with the search-coil technique. *J Psychiatr Res, 22*(3), 195-206.
150. Liberman, R. P., Nuechterlein, K. H., & Wallace, C.J. (1982). Social skills training and the nature of schizophrenia. In J.P. Curran & P.M. Monti (Eds.), *Social Skills Training: A Practical Handbook for Assessment and Treatment* (pp. 5-56). New York: Guilford Press.
151. Liddle, P. F. (1987). The symptoms of chronic schizophrenia. A re-examination of the positive-negative dichotomy. *Br J Psychiatry, 151*, 145-151.
152. Lindsey, D. T., Holzman, P. S., Haberman, S., & Yasillo, N. J. (1978). Smooth-pursuit eye movements: a comparison of two measurement techniques for studying schizophrenia. *J Abnorm Psychol, 87*(5), 491-496.
153. Lipton, R. B., Frost, L. A., & Holzman, P. S. (1980). Smooth pursuit eye movements, schizophrenia, and distraction. *Percept Mot Skills, 50*(1), 159-167.
154. Livesley, W. J., Jang, K. L., & Vernon, P. A. (1998). Phenotypic and genetic structure of traits delineating personality disorder. *Arch Gen Psychiatry, 55*(10), 941-948.
155. Livesley, W.J., & Jackson, D.N. (2009). *Dimensional Assessment of Personality Pathology - Basic Questionnaire DAPP-BQ*: SIGMA Assessment Systems, Inc.
156. Loughland, C. M., McCabe, K., Johnston, P., Lewin, T. J., & Carr, V. J. (2006). Are visuo-cognitive disturbances in first-degree relatives of schizophrenia patients evidence for a vulnerability marker? *Australian and New Zealand Journal of Psychiatry, 40*, A119-A119.
157. Loughland, C. M., Williams, L. M., & Gordon, E. (2002a). Schizophrenia and affective disorder show different visual scanning behavior for faces: A trait versus state-based distinction? *Biological Psychiatry, 52*(4), 338-348.
158. Loughland, C. M., Williams, L. M., & Gordon, E. (2002b). Visual scanpaths to positive and negative facial emotions in an outpatient schizophrenia sample. *Schizophrenia Research, 55*(1-2), 159-170.
159. Loughland, C. M., Williams, L. M., & Harris, A. W. (2004). Visual scanpath dysfunction in first-degree relatives of schizophrenia probands: evidence for a vulnerability marker? *Schizophrenia Research, 67*(1), 11-21.
160. Manor, B. R., Gordon, E., Williams, L. M., Rennie, C. J., Bahramali, H., Latimer, C. R., et al. (1999). Eye movements reflect impaired face processing in patients with schizophrenia. *Biol Psychiatry, 46*(7), 963-969.
161. Marneros, A., Deister, A., & Rohde, A. (1991). [Affective, schizoaffective and schizophrenic psychoses. A comparative long-term study]. *Monogr Gesamtgeb Psychiatr Psychiatry Ser, 65*, 1-454.
162. Marshall, M., Lewis, S., Lockwood, A., Drake, R., Jones, P., & Croudace, T. (2005). Association between duration of untreated psychosis and outcome in cohorts of first-episode patients: a systematic review. *Arch Gen Psychiatry, 62*(9), 975-983.
163. Marwick, K., & Hall, J. (2008). Social cognition in schizophrenia: a review of face processing. *Br Med Bull, 88*(1), 43-58.
164. Matsumoto, D., & Ekman, P. (1988). *Japanese and Caucasian Facial Expressions of Emotion (JACFEE)*. San Francisco, CA: San Francisco State University, Department of Psychology, Intercultural and Emotion Research Laboratory.
165. McCarley, J. S., Wang, R. F., Kramer, A. F., Irwin, D. E., & Peterson, M. S. (2003). How much memory does oculomotor search have? *Psychol Sci, 14*(5), 422-426.
166. McCormick, L. M., & Flaum, M. (2005). Diagnosing schizophrenia circa 2005: how and why? *Curr Psychiatry Rep, 7*(4), 311-315.

167. McGlashan, T.H., Miller, T.J., Woods, S.W., Rosen, J.L., Hoffman, R.E., & Davidson, L. (2001). *Structured Interview for Prodromal Syndromes*. New Haven: PRIME Research Clinic, Yale School of Medicine.
168. Messias, E. L., Chen, C. Y., & Eaton, W. W. (2007). Epidemiology of schizophrenia: review of findings and myths. *Psychiatr Clin North Am, 30*(3), 323-338.
169. Mikasch, H.D., & Haack, J.H. (1986). Blickbewegungsforschung. Einführung in physiologische Grundlagen, Techniken und in die Problem- und Anwendungsbereiche. In L.J. Issing, H.D. Mikasch & J.H. Haack (Eds.), *Blickbewegung und Bildverarbeitung*. Frankfurt am Main: Peter Lang.
170. Miller, T. J., McGlashan, T. H., Rosen, J. L., Cadenhead, K., Cannon, T., Ventura, J., et al. (2003). Prodromal assessment with the structured interview for prodromal syndromes and the scale of prodromal symptoms: predictive validity, interrater reliability, and training to reliability. *Schizophr Bull, 29*(4), 703-715.
171. Minassian, A., Granholm, E., Verney, S., & Perry, W. (2005). Visual scanning deficits in schizophrenia and their relationship to executive functioning impairment. *Schizophrenia Research, 74*(1), 69-79.
172. Minassian, A., & Perry, W. (2003). Visual scanning and complex problem solving deficits in schizophrenia. *Schizophrenia Research, 60*(1), 267-268.
173. Mitte, K. (2008). Memory bias for threatening information in anxiety and anxiety disorders: a meta-analytic review. *Psychol Bull, 134*(6), 886-911.
174. Morosini, P. L., Magliano, L., Brambilla, L., Ugolini, S., & Pioli, R. (2000). Development, reliability and acceptability of a new version of the DSM-IV Social and Occupational Functioning Assessment Scale (SOFAS) to assess routine social functioning. *Acta Psychiatr Scand, 101*(4), 323-329.
175. Murray, V., McKee, I., Miller, P. M., Young, D., Muir, W. J., Pelosi, A. J., et al. (2005). Dimensions and classes of psychosis in a population cohort: a four-class, four-dimension model of schizophrenia and affective psychoses. *Psychol Med, 35*(4), 499-510.
176. Norman, R. M., Lewis, S. W., & Marshall, M. (2005). Duration of untreated psychosis and its relationship to clinical outcome. *Br J Psychiatry Suppl, 48*, s19-23.
177. Noton, D., & Stark, L. (1971a). Eye movements and visual perception. *Sci Am, 224*(6), 35-43.
178. Noton, D., & Stark, L. (1971b). Scanpaths in saccadic eye movements while viewing and recognizing patterns. *Vision Res, 11*(9), 929-942.
179. Novic, J., Luchins, D. J., & Perline, R. (1984). Facial affect recognition in schizophrenia. Is there a differential deficit? *Br J Psychiatry, 144*, 533-537.
180. Nuechterlein, K. H. (1987). Vulnerability models for schizophrenia: state of the art. In H. Häfner, W. F. Gattaz & W. Janzarik (Eds.), *Search for the causes of schizophrenia* (pp. 297-316). Berlin: Springer.
181. Nuechterlein, K. H., & Dawson, M. E. (1984). A Heuristic Vulnerability Stress Model of Schizophrenic Episodes. *Schizophrenia Bulletin, 10*(2), 300-312.
182. O'Connor, K. (2009). Cognitive and meta-cognitive dimensions of psychoses. *Can J Psychiatry, 54*(3), 152-159.
183. O'Driscoll, G. A., & Callahan, B. L. (2008). Smooth pursuit in schizophrenia: a meta-analytic review of research since 1993. *Brain Cogn, 68*(3), 359-370.
184. Obayashi, S., Matsushima, E., Ando, H., Ando, K., & Kojima, T. (2003). Exploratory eye movements during the Benton Visual Retention Test: characteristics of visual behavior in schizophrenia. *Psychiatry Clin Neurosci, 57*(4), 409-415.
185. Parnas, J., Handest, P., Jansson, L., & Saebye, D. (2005). Anomalous subjective experience among first-admitted schizophrenia spectrum patients: empirical investigation. *Psychopathology, 38*(5), 259-267.
186. Patel, V., Flisher, A. J., Hetrick, S., & McGorry, P. (2007). Mental health of young people: a global public-health challenge. *Lancet, 369*(9569), 1302-1313.

187. Penn, D. L., Sanna, L. J., & Roberts, D. L. (2008). Social cognition in schizophrenia: an overview. *Schizophr Bull, 34*(3), 408-411.
188. Perkins, D. O., Gu, H., Boteva, K., & Lieberman, J. A. (2005). Relationship between duration of untreated psychosis and outcome in first-episode schizophrenia: a critical review and meta-analysis. *Am J Psychiatry, 162*(10), 1785-1804.
189. Phillips, L. J., Yung, A. R., & McGorry, P. D. (2000). Identification of young people at risk of psychosis: validation of Personal Assessment and Crisis Evaluation Clinic intake criteria. *Aust N Z J Psychiatry, 34 Suppl*, S164-169.
190. Phillips, M. L., & David, A. S. (1997a). Attention to threat in schizophrenia: Investigation of the cognitive processes underlying paranoia using visual scan paths. *Schizophrenia Research, 24*(1-2), 121-121.
191. Phillips, M. L., & David, A. S. (1997b). Viewing strategies for simple and chimeric faces: an investigation of perceptual bias in normals and schizophrenic patients using visual scan paths. *Brain Cogn, 35*(2), 225-238.
192. Phillips, M. L., & David, A. S. (1997c). Visual scan paths are abnormal in deluded schizophrenics. *Neuropsychologia, 35*(1), 99-105.
193. Phillips, M. L., & David, A. S. (1998). Abnormal visual scan paths: a psychophysiological marker of delusions in schizophrenia. *Schizophrenia Research, 29*(3), 235-245.
194. Phillips, M. L., Reveley, A., & David, A. S. (1995). Monitoring Information-Processing and Decision-Making in Deluded Schizophrenics Using Visual Scan Paths. *Schizophrenia Research, 15*(1-2), 130-130.
195. Phillips, M. L., Senior, C., & David, A. S. (1998). Investigation of the cognitive processes underlying paranoia using visual scan paths. *Schizophrenia Research, 29*(1-2), 61-61.
196. Phillips, M. L., Senior, C., & David, A. S. (2000). Perception of threat in schizophrenics with persecutory delusions: an investigation using visual scan paths. *Psychological Medicine, 30*(1), 157-167.
197. Picker, H.R. (2007). *Früherkennung der Schizophrenie: Psychometrische Evaluation des Schizophrenia Proneness Instrument, Adult Version (SPI-A)*. Köln: Dissertation, Universität zu Köln.
198. Pukrop, R. (2002). Dimensional personality profiles of borderline personality disorder in comparison with other personality disorders and healthy controls. *J Pers Disord, 16*(2), 135-147.
199. Pukrop, R., Gentil, I., Steinbring, I., & Steinmeyer, E. (2001). Factorial structure of the German version of the dimensional assessment of personality pathology-basic questionnaire in clinical and nonclinical samples. *J Pers Disord, 15*(5), 450-456.
200. Quirk, S. W., & Strauss, M. E. (2001). Visual exploration of emotion eliciting images by patients with schizophrenia. *Journal of Nervous and Mental Disease, 189*(11), 757-765.
201. Rayner, K., Smith, T. J., Malcolm, G. L., & Henderson, J. M. (2009). Eye movements and visual encoding during scene perception. *Psychol Sci, 20*(1), 6-10.
202. Regier, D. A., Farmer, M. E., Rae, D. S., Locke, B. Z., Keith, S. J., Judd, L. L., et al. (1990). Comorbidity of mental disorders with alcohol and other drug abuse. Results from the Epidemiologic Catchment Area (ECA) Study. *JAMA, 264*(19), 2511-2518.
203. Reitan, R.M. (1959). *A manual for the administration and scoring of the Trail Making Test*: Indiana University.
204. Rosenheck, R. A., Leslie, D. L., Sindelar, J., Miller, E. A., Lin, H., Stroup, T. S., et al. (2006). Cost-effectiveness of second-generation antipsychotics and perphenazine in a randomized trial of treatment for chronic schizophrenia. *Am J Psychiatry, 163*(12), 2080-2089.
205. Ruhrmann, S., Bechdolf, A., Kuhn, K. U., Wagner, M., Schultze-Lutter, F., Janssen, B., et al. (2007). Acute effects of treatment for prodromal symptoms for people putatively in a late initial prodromal state of psychosis. *Br J Psychiatry Suppl, 51*, s88-95.

206. Ruhrmann, S., Paruch, J., Bechdolf, A., Pukrop, R., Wagner, M., Berning, J., et al. (2008). Reduced subjective quality of life in persons at risk for psychosis. *Acta Psychiatr Scand, 117*(5), 357-368.
207. Ruhrmann, S., Paruch, J., & Klosterkötter, J. (2010). *Klinische Prädiktion und Prävention von Psychosen*: Thieme.
208. Ruhrmann, S., Schultze-Lutter, F., & Klosterkotter, J. (2010). Probably at-risk, but certainly ill--advocating the introduction of a psychosis spectrum disorder in DSM-V. *Schizophr Res, 120*(1-3), 23-37.
209. Ruhrmann, S., Schultze-Lutter, F., Salokangas, R. K., Heinimaa, M., Linszen, D., Dingemans, P., et al. (2010). Prediction of Psychosis in Adolescents and Young Adults at High Risk: Results From the Prospective European Prediction of Psychosis Study. *Arch Gen Psychiatry, 67*(3), 241-251.
210. Ruhrmann, S., Schultze-Lutter, F., Salokangas, R. K. R., Heinimaa, M., Linszen, D., Dingemans, P., et al. (2008). A clinical multivariate model for the prediction of psychosis results from EPOS. *Early Intervention in Psychiatry, 2*, A40-A40.
211. Russell, T. A., Green, M. J., Simpson, I., & Coltheart, M. (2008). Remediation of facial emotion perception in schizophrenia: Concomitant changes in visual attention. *Schizophrenia Research, 103*(1-3), 248-256.
212. Russell, T. A., Rozmin, M., Chu, E., Green, M. J., Phillips, M., & Coltheart, M. (2006). Emotion recognition training normalizes visual scan paths to faces in schizophrenia. *Australian and New Zealand Journal of Psychiatry, 40*, A119-A119.
213. Ryu, H., Morita, K., Shoji, Y., Waseda, Y., & Maeda, H. (2001). Abnormal exploratory eye movements in schizophrenic patients vs healthy subjects. *Acta Neurol Scand, 104*(6), 369-376.
214. Saha, S., Chant, D. C., Welham, J. L., & McGrath, J. J. (2006). The incidence and prevalence of schizophrenia varies with latitude. *Acta Psychiatr Scand, 114*(1), 36-39.
215. Salvucci, D. (2001). An integrated model of eye movements and visual encoding. *Journal of Cognitive Systems Research, 1*, 201-220.
216. Sartorius, N., Jablensky, A., Korten, A., Ernberg, G., Anker, M., Cooper, J. E., et al. (1986). Early manifestations and first-contact incidence of schizophrenia in different cultures. A preliminary report on the initial evaluation phase of the WHO Collaborative Study on determinants of outcome of severe mental disorders. *Psychological Medicine, 16*(4), 909-928.
217. Schmidts, H. (2007). *Usability-Evaluation. Eine Studie zur Identifizierung von Nutzungsproblemen mittels Eye-Tracking-Parametern*. Saarbrücken.
218. Schneider, K. (1946). *Beiträge zur Psychiatrie (später u.d.T.: Klinische Psychopathologie)*. Berlin: Springer.
219. Schultze-Lutter, F., Addington, J., Ruhrmann, S., & Klosterkötter, J. (2007). *Schizophrenia Proneness Instrument, Adult Version (SPI-A)*. Rome: Giovanni Fioriti Editore.
220. Schultze-Lutter, F., Picker, H.R., Ruhrmann, S., & Klosterkötter, J. (2008). Das Kölner Früh-Erkennungs- & Therapiezentrum für psychische Krisen (FETZ). Evaluation der Inanspruchnahme. *Medizinische Klinik, 103*(2), 81-89.
221. Schultze-Lutter, F., Ruhrmann, S., Hoyer, C., Klosterkotter, J., & Leweke, F. M. (2007). The initial prodrome of schizophrenia: different duration, different underlying deficits? *Compr Psychiatry, 48*(5), 479-488.
222. Schultze-Lutter, F., Ruhrmann, S., & Klosterkotter, J. (2009). Early detection of psychosis - establishing a service for persons at risk. *Eur Psychiatry, 24*(1), 1-10.
223. Schultze-Lutter, F., Ruhrmann, S., & Klosterkötter, J. (2006). Can schizophrenia be predicted phenomenologically? In J.O. Johanessen, B.V. Martindale & J. Cullberg (Eds.), *Evolving psychosis: different stages, different treatments* (pp. 104-123). Hove: Routledge.

224. Seignourel, P. J., Green, C., & Schmitz, J. M. (2008). Factor structure and diagnostic efficiency of the BDI-II in treatment-seeking substance users. *Drug Alcohol Depend, 93*(3), 271-278.
225. Sereno, A. B., & Holzman, P. S. (1995). Antisaccades and smooth pursuit eye movements in schizophrenia. *Biol Psychiatry, 37*(6), 394-401.
226. Sergi, M. J., Rassovsky, Y., Widmark, C., Reist, C., Erhart, S., Braff, D. L., et al. (2007). Social cognition in schizophrenia: relationships with neurocognition and negative symptoms. *Schizophr Res, 90*(1-3), 316-324.
227. Shean, G., & Meyer, J. (2009). Symptoms of schizophrenia and social cognition. *Psychiatry Res, 170*(2-3), 157-160.
228. Sheehan, D., Janays, J., & Baker, R. (2006a). *Mini International Neuropsychiatric Interview (M.I.N.I. PLUS). English Version 5.0.0.* Tampa, USA: University of South Florida.
229. Sheehan, D., Janays, J., & Baker, R. (2006b). *Mini International Neuropsychiatric Interview for Schizophrenia and Psychotic Disorder Studies (M.I.N.I.). English Version 5.0.0 DSM-IV.* Tampa, USA: University of South Florida.
230. Shepherd, M., Watt, D., Falloon, I., & Smeeton, N. (1989). The natural history of schizophrenia: a five-year follow-up study of outcome and prediction in a representative sample of schizophrenics. *Psychol Med Monogr Suppl, 15*, 1-46.
231. Simon, A. E., & Umbricht, D. (2009). Is elevated striatal dopamine function a prodromal sign of schizophrenia? *Arch Gen Psychiatry, 66*(8), 916-917.
232. Snitz, B. E., Macdonald, A. W., 3rd, & Carter, C. S. (2006). Cognitive deficits in unaffected first-degree relatives of schizophrenia patients: a meta-analytic review of putative endophenotypes. *Schizophr Bull, 32*(1), 179-194.
233. Sorgaard, K. W., Hansson, L., Heikkila, J., Vinding, H. R., Bjarnason, O., Bengtsson-Tops, A., et al. (2001). Predictors of social relations in persons with schizophrenia living in the community: a Nordic multicentre study. *Soc Psychiatry Psychiatr Epidemiol, 36*(1), 13-19.
234. Startup, H., Freeman, D., & Garety, P. A. (2008). Jumping to conclusions and persecutory delusions. *Eur Psychiatry, 23*(6), 457-459.
235. Stone, J. M., Howes, O. D., Egerton, A., Kambeitz, J., Allen, P., Lythgoe, D. J., et al. (2010). Altered relationship between hippocampal glutamate levels and striatal dopamine function in subjects at ultra high risk of psychosis. *Biol Psychiatry, 68*(7), 599-602.
236. Streit, M., Wölwer, W., & Gaebel, W. (1997). Facial-affect recognition and visual scanning behaviour in the course of schizophrenia. *Schizophr Res, 24*(3), 311-317.
237. Takahashi, S., Tanabe, E., Sakai, T., Matsuura, M., Matsushima, E., Obayashi, S., et al. (2008). Relationship between exploratory eye movement, P300, and reaction time in schizophrenia. *Psychiatry Clin Neurosci, 62*(4), 396-403.
238. Takahashi, S., Tanabe, E., Yara, K., Matsuura, M., Matsushima, E., & Kojima, T. (2008). Impairment of exploratory eye movement in schizophrenia patients and their siblings. *Psychiatry Clin Neurosci, 62*(5), 487-493.
239. Tandon, R., Keshavan, M. S., & Nasrallah, H. A. (2008a). Schizophrenia, "just the facts" what we know in 2008. 2. Epidemiology and etiology. *Schizophr Res, 102*(1-3), 1-18.
240. Tandon, R., Keshavan, M. S., & Nasrallah, H. A. (2008b). Schizophrenia, "Just the Facts": what we know in 2008 part 1: overview. *Schizophr Res, 100*(1-3), 4-19.
241. Tandon, R., Nasrallah, H. A., & Keshavan, M. S. (2009). Schizophrenia, "just the facts" 4. Clinical features and conceptualization. *Schizophr Res, 110*(1-3), 1-23.
242. Tedeschi, G., Di Costanzo, A., Allocca, S., Quattrone, A., Casucci, G., Russo, L., et al. (1989). Age-dependent changes in visually guided saccadic eye movements. *Funct Neurol, 4*(4), 363-367.
243. Thaker, G. (2008). Psychosis endophenotypes in schizophrenia and bipolar disorder. *Schizophr Bull, 34*(4), 720-721.
244. Thaker, G. K. (2008). Neurophysiological endophenotypes across bipolar and schizophrenia psychosis. *Schizophr Bull, 34*(4), 760-773.

245. Tonoya, Y., Matsui, M., Kurachi, M., Kurokawa, K., & Sumiyoshi, T. (2002). Exploratory eye movements in schizophrenia: effects of figure size and the instruction on visual search. *Eur Arch Psychiatry Clin Neurosci, 252*(6), 255-261.
246. Torrey, E. F. (1987). Prevalence studies in schizophrenia. *Br J Psychiatry, 150*, 598-608.
247. van Os, J., Rutten, B. P., & Poulton, R. (2008). Gene-environment interactions in schizophrenia: review of epidemiological findings and future directions. *Schizophr Bull, 34*(6), 1066-1082.
248. Van Os, J., & Verdoux, H. (2003). Diagnosis and Classification of Schizophrenia. Categories versus Dimensions of Psychopathology. In H. Häfner & W. F. Gattaz (Eds.), *Search for the Causes of Schizophrenia* (Vol. IV, pp. 59-80). Berlin: Springer.
249. Van Winkel, R., Esquivel, G., Kenis, G., Wichers, M., Collip, D., Peerbooms, O., et al. REVIEW: Genome-wide findings in schizophrenia and the role of gene-environment interplay. *CNS Neurosci Ther, 16*(5), e185-192.
250. Velichkovsky, B.M. (1999). From levels of processing to stratification of cognition. In B. H. Challis & B.M. Velichkovsky (Eds.), *Stratification in cognition and consciousness* (pp. 203-235). Amsterdam: John Benjamins Publishing Company.
251. Voitsekh, V. F. (1980). [Visual perception disorders in depressive syndromes]. *Zh Nevropatol Psikhiatr Im S S Korsakova, 80*(12), 1850-1856.
252. von Wartburg, R., Wurtz, P., Pflugshaupt, T., Nyffeler, T., Luthi, M., & Muri, R. M. (2007). Size matters: saccades during scene perception. *Perception, 36*(3), 355-365.
253. Walker-Smith, G. J., Gale, A. G., & Findlay, J. M. (1977). Eye movement strategies involved in face perception. *Perception, 6*(3), 313-326.
254. Walker, E., McGuire, M., & Bettes, B. (1984). Recognition and identification of facial stimuli by schizophrenics and patients with affective disorders. *Br J Clin Psychol, 23 (Pt 1)*, 37-44.
255. Whisman, M. A., Perez, J. E., & Ramel, W. (2000). Factor structure of the Beck Depression Inventory-Second Edition (BDI-II) in a student sample. *J Clin Psychol, 56*(4), 545-551.
256. WHO (2004). *Prevention of Mental Disorders. Effective Interventions and Policy Options. Summary Report*. Geneva: World Health Organization.
257. WHO (2006). *Internationale Klassifikation psychischer Störungen. ICD-10 Kapitel V (F). Diagnostische Kriterien für Forschung und Praxis*. Bern: Huber.
258. Williams, L. M., Loughland, C. M., & Gordon, E. (1999). Visual scanpaths and recognition of positive and negative facial emotions in schizophrenia. *Schizophrenia Research, 36*(1-3), 268-268.
259. Williams, L. M., Loughland, C. M., Gordon, E., & Davidson, D. (1999). Visual scanpaths in schizophrenia: is there a deficit in face recognition? *Schizophrenia Research, 40*(3), 189-199.
260. Williams, L. M., Loughland, C. M., Green, M. J., Harris, A. W., & Gordon, E. (2003). Emotion perception in schizophrenia: an eye movement study comparing the effectiveness of risperidone vs. haloperidol. *Psychiatry Res, 120*(1), 13-27.
261. Wittchen, H.U., Zaudig, M., & Fydrich, T. (1997). *SKID-II. Strukturiertes Klinisches Interview für das DSM-IV. Achse II: Persönlichkeitsstörungen*. Göttingen: Hogrefe.
262. Wölwer, W., & Gaebel, W. (2001). Eye Movement Strategies in Schizophrenia: A Window to Frontal Lobe Dysfunction? . *Zeitschrift für Neuropsychologie, 12*(1), 21-25.
263. Woods, S. W., Addington, J., Cadenhead, K. S., Cannon, T. D., Cornblatt, B. A., Heinssen, R., et al. (2009). Validity of the prodromal risk syndrome for first psychosis: findings from the North American Prodrome Longitudinal Study. *Schizophr Bull, 35*(5), 894-908.
264. Woods, S. W., Walsh, B. C., Saksa, J. R., & McGlashan, T. H. (2010). The case for including Attenuated Psychotic Symptoms Syndrome in DSM-5 as a psychosis risk syndrome. *Schizophr Res*.
265. Yamada, M., Ueda, K., Namiki, C., Hirao, K., Hayashi, T., Ohigashi, Y., et al. (2009). Social cognition in schizophrenia: similarities and differences of emotional perception from patients with focal frontal lesions. *Eur Arch Psychiatry Clin Neurosci, 259*(4), 227-233.

266. Young, L. R., & Sheena, D. (1975). Eye-movement measurement techniques. *Am Psychol, 30*(3), 315-330.
267. Yung, A. R., Nelson, B., Stanford, C., Simmons, M. B., Cosgrave, E. M., Killackey, E., et al. (2008). Validation of "prodromal" criteria to detect individuals at ultra high risk of psychosis: 2 year follow-up. *Schizophr Res, 105*(1-3), 10-17.
268. Yung, A. R., Phillips, L. J., McGorry, P. D., McFarlane, C. A., Francey, S., Harrigan, S., et al. (1998). Prediction of psychosis. A step towards indicated prevention of schizophrenia. *Br J Psychiatry Suppl, 172*(33), 14-20.
269. Yung, A. R., Phillips, L. J., Yuen, H. P., Francey, S. M., McFarlane, C. A., Hallgren, M., et al. (2003). Psychosis prediction: 12-month follow up of a high-risk ("prodromal") group. *Schizophr Res, 60*(1), 21-32.
270. Yung, A. R., Phillips, L. J., Yuen, H. P., & McGorry, P. D. (2004). Risk factors for psychosis in an ultra high-risk group: psychopathology and clinical features. *Schizophr Res, 67*(2-3), 131-142.
271. Yung, A. R., Stanford, C., Cosgrave, E., Killackey, E., Phillips, L., Nelson, B., et al. (2006). Testing the Ultra High Risk (prodromal) criteria for the prediction of psychosis in a clinical sample of young people. *Schizophr Res, 84*(1), 57-66.
272. Yung, A. R., Yuen, H. P., Berger, G., Francey, S., Hung, T. C., Nelson, B., et al. (2007). Declining transition rate in ultra high risk (prodromal) services: dilution or reduction of risk? *Schizophr Bull, 33*(3), 673-681.
273. Zobel, A., & Maier, W. (2004). [Endophenotype--a new concept for biological characterization of psychiatric disorders]. *Nervenarzt, 75*(3), 205-214.

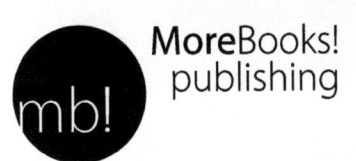

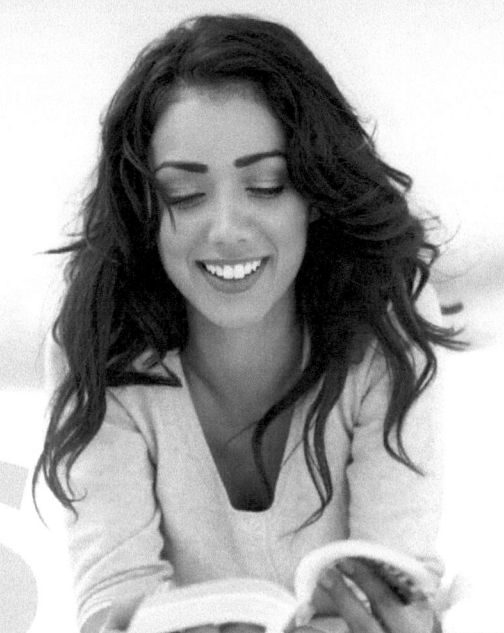

i want morebooks!

Buy your books fast and straightforward online - at one of world's fastest growing online book stores! Environmentally sound due to Print-on-Demand technologies.

Buy your books online at

www.get-morebooks.com

Kaufen Sie Ihre Bücher schnell und unkompliziert online – auf einer der am schnellsten wachsenden Buchhandelsplattformen weltweit! Dank Print-On-Demand umwelt- und ressourcenschonend produziert.

Bücher schneller online kaufen

www.morebooks.de

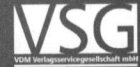

VDM Verlagsservicegesellschaft mbH
Heinrich-Böcking-Str. 6-8   Telefon: +49 681 3720 174   info@vdm-vsg.de
D - 66121 Saarbrücken   Telefax: +49 681 3720 1749   www.vdm-vsg.de

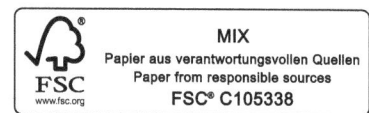

Printed by Books on Demand GmbH, Norderstedt / Germany